Hofmeister: **Elementare Heilkräfte**

Dr. med. Wolfgang Hofmeister

Elementare Heilkräfte

Erde – Wasser – Feuer – Luft

VERLAGSHAUS DER ÄRZTE

PEFC
PEFC/06-39-01
Gedruckt auf umweltschonendem Papier

www.aerzteverlagshaus.at

1. Auflage 2010

ISBN 978-3-902552-74-7

Umschlag: Andrea Malek, Graz
Satz & Layout: Lisa Hahsler, Deutsch-Wagram
Umschlagfotos: Oben links, oben rechts und unten rechts: Andrea Malek,
unten links: Hagen Schaub
Projektbetreuung: Hagen Schaub
Druck & Bindung: Ferdinand Berger & Söhne GmbH, 3580 Horn

Printed in Austria

Aus Gründen der leichteren Lesbarkeit – vor allem in Hinblick auf die Vermeidung einer ausufernden Verwendung von Pronomen – haben wir uns dazu entschlossen, alle geschlechtsbezogenen Wörter nur in eingeschlechtlicher Form – der deutschen Sprache gemäß zumeist die männliche – zu verwenden. Selbstredend gelten alle Bezeichnungen gleichwertig für Frauen.

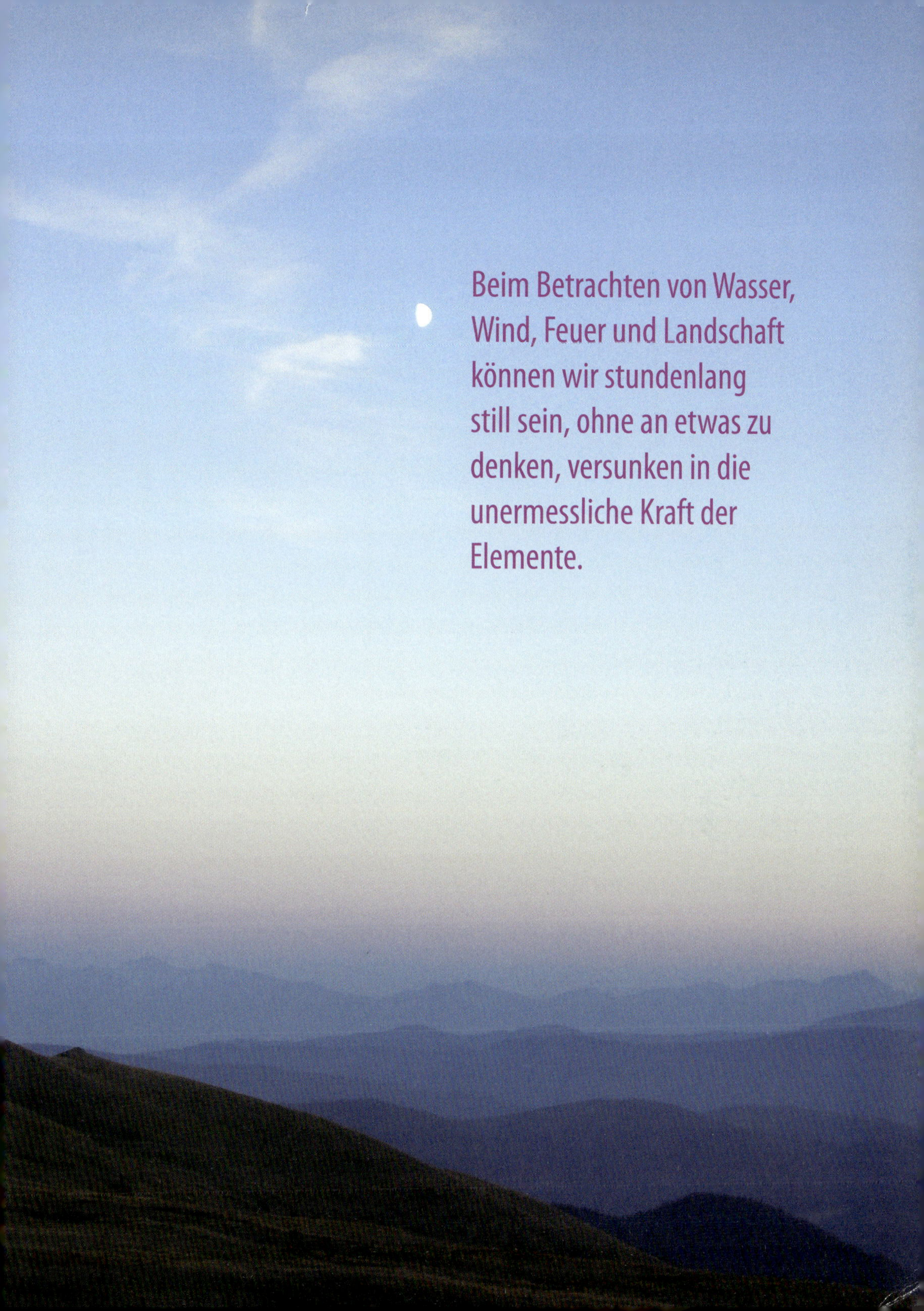

Beim Betrachten von Wasser, Wind, Feuer und Landschaft können wir stundenlang still sein, ohne an etwas zu denken, versunken in die unermessliche Kraft der Elemente.

Gewidmet

Den „Elementen", die ich erleben darf.

Der lieben „Bi", die mit ihrem Feuer meine Selbstheilungskräfte zum Glühen bringt.

Dem smiley „Hansi", der lächelnd Selbstheilungskräfte in die Zukunft weiterbewegt.

Inhalt

Luft *50*

Feuer *62*

Erde *78*

Inhalt

Elementare Heilkräfte sind eine ganzheitliche Gesundheitsbetrachtung. Es ist eine naturbezogene Gesundheitsvorsorge, die spürbar und messbar Selbstheilungskräfte mobilisiert. Aus der Beobachtung von Naturereignissen ziehe ich Rückschlüsse auf den menschlichen Organismus und stelle Parallelen her, die durch unseren genetisch gewachsenen Naturbezug die ideale Gesundheitsvorsorge für den Menschen darstellt. Aus der intensiven Naturbetrachtung und dem Bezug zu unserem eigenen natürlichen Lebensablauf wächst in uns ein selbstverständliches Bewusstsein für die vorteilhaften Zusammenhänge unserer unmittelbaren natürlichen Umgebung.

Elementare Heilkräfte wollen Leben erhalten inmitten von Leben, das leben will!

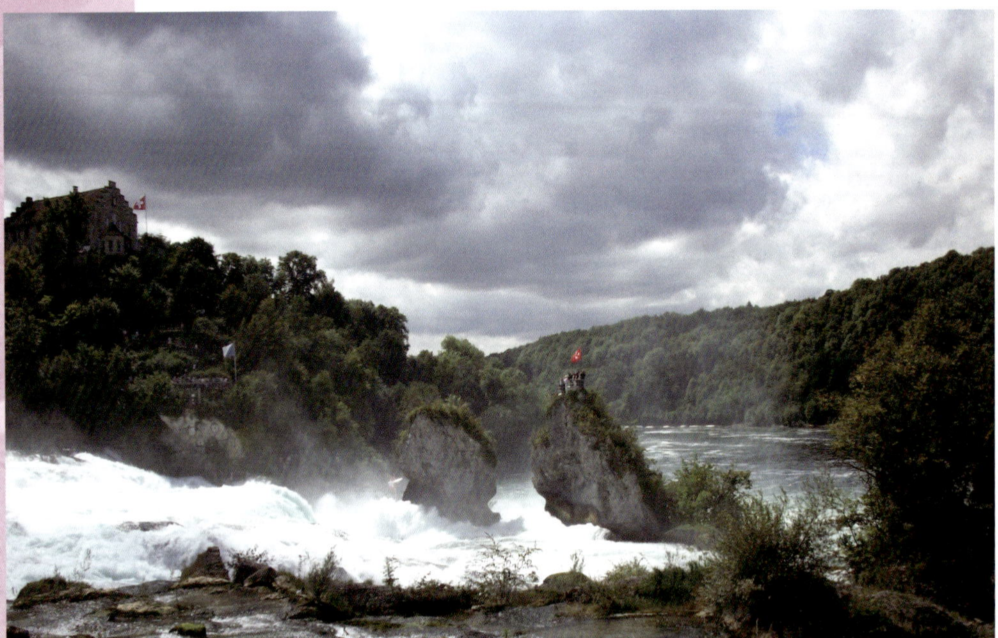

Eröffnung

Herzlich willkommen.
Kommen Sie mit auf den Weg.
Tauchen Sie ein in die Welt der natürlichen Zusammenhänge.
Hören wir auf die Elemente und deren klare Nachricht in aller Stille.

Beim Betrachten von Wasser, Feuer, Wind und Landschaften können wir stundenlang still sein, ohne an etwas zu denken, versunken in die unermessliche Kraft der Elemente.

Den Zusammenhang von Erfahrungen der Antike mit modernsten wissenschaftlichen Erkenntnissen werde ich Ihnen anschaulich darstellen.

Die Verbindung von globalen Naturereignissen mit zellulärem Geschehen soll Beispiel sein für eine ganzheitliche Vorsorge von Mensch und Umfeld.

Einige Beispiele, die aufzeigen, dass die kleine Welt in uns in vielfältiger Form mit der großen Welt um uns zusammenhängt:

- Der Atemrhythmus eines Baumes zeigt einen unmittelbaren Zusammenhang mit unserem Atmen. Bäume und Menschen brauchen einander zum Atmen.
- Gesungene Obertöne erzeugen Schwingungen in jeder einzelnen unserer Körperzellen wie der Wind in der Atmosphäre.
- Der für uns ewig erscheinende Kreislauf des Wassers ist Beispiel für ausbalancierte gesunde Bewegung.
- Ein Buschfeuer in der afrikanischen Savanne brennt wie Liebe oder Hass in unserem Körper.
- Wie die Wurzeln der Bäume ihre Nährstoffe aus der Erde bekommen, tauchen die Zotten unseres Darmes in unsere Nahrung ein.

Wir lernen, Naturereignisse in unser emotionales und körperliches Verhalten zu übertragen.

Bewusst lege ich in den einzelnen Abschnitten keinen Wert auf Vollständigkeit, da einerseits jede Empfehlung ganzheitlich ist und andererseits alles, „was fertig ist, fertig macht“.

Naturheilkunst fördert Selbstheilungskräfte

Wir wollen leben
inmitten von Leben,
das leben will.

Albert Schweitzer

Die Wirksamkeit der Selbstheilung obliegt dem vernetzten System der Natur.

Die Kombination Patient – Arzt – Natur ist eine grundlegende Wechselbeziehung zur kundigen Mobilisation der Selbstheilungskräfte. Nicht zufällig ist das eine Dreieinigkeit. Den Schlüssel zum Öffnen der Schatzkammer der Selbstheilungskräfte hat häufig der Arzt. Das Schlüssel-Schloss-System ist demnach die Arzt-Patient-Beziehung. Wie und ob der Schlüssel passt, entscheidet der Patient. Die Sperrbarkeit entspricht dem gegenseitigen Vertrauen. Selbstheilungskräfte wirken ausschließlich individuell, es gibt keine Massenware.

Deine persönliche Wirklichkeit – körperlich und geistig, in deiner persönlichen Umgebung, zu deiner Zeit – bewirkt, dass Selbstheilungskräfte mobilisiert werden.

Selbstheilungskräfte erzeugen Wohlbefinden

Wohlbefinden ist eine „kugelrunde Sache" ohne anzuecken.
Wohlbefinden ist gewachsen aus „Vererbung, Erziehung und Selbsterziehung".
Wohlbefinden ist das Nebeneinander von „Sein und Haben".
Wohlbefinden ist Miteinander von „Ich und Wir"
Wohlbefinden ist das Füreinander von „Gefühl und Wissen".
Wohlbefinden ist die Gleichzeitigkeit von „Diesseits und Jenseits".

Das Wohlbefinden ist wie eine Kugel, die durch kleinste innere oder äußere Veränderungen ins Rollen gebracht wird. Diese Kugel ist ständig in Bewegung. Sie bewegt sich auf den drei Säulen Ernährung, Bewegung und Bewusstsein, die den Elementen Erde, Wasser und Luft entsprechen. Die Säulen sind fundamentiert in der Umwelt, und das ganze System ist umspielt vom Feuer der Liebe.

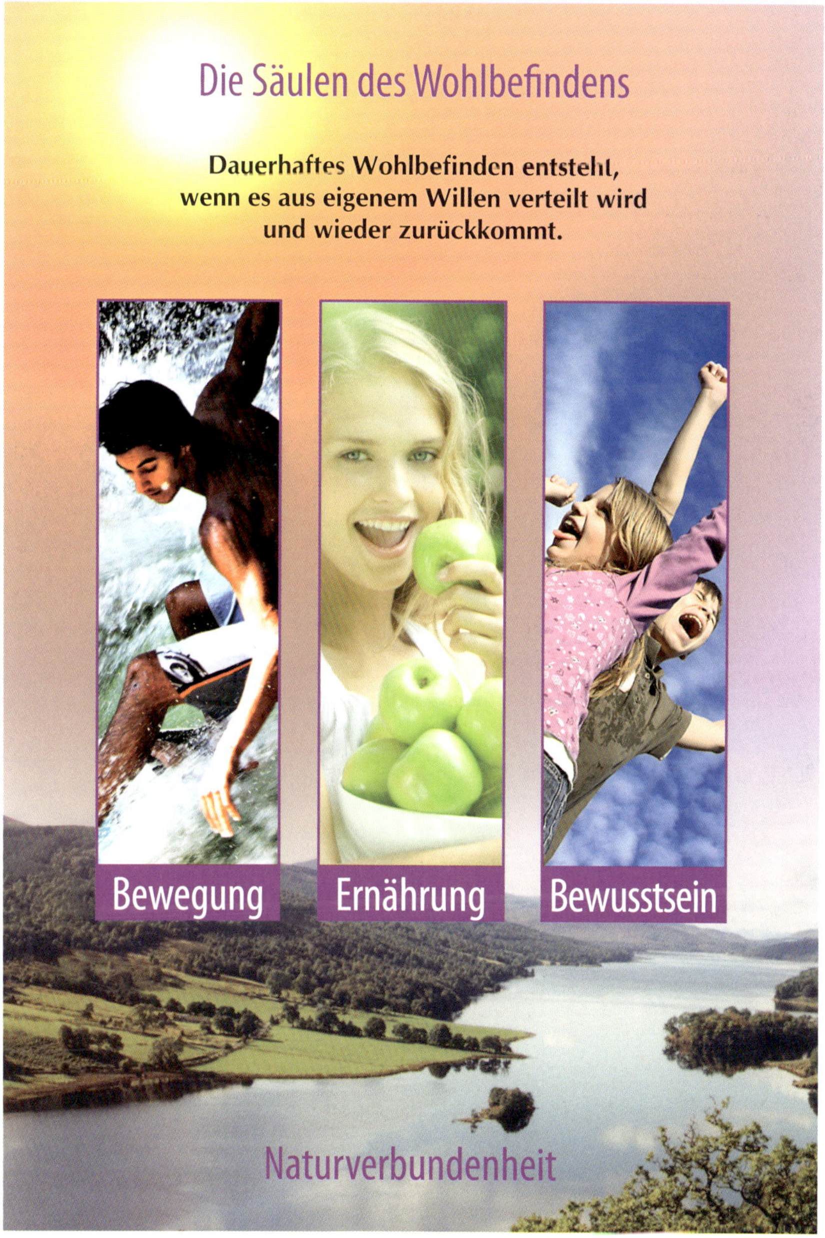
Die Säulen des Wohlbefindens
Dauerhaftes Wohlbefinden entsteht,
wenn es aus eigenem Willen verteilt wird
und wieder zurückkommt.
Bewegung
Ernährung
Bewusstsein
Naturverbundenheit

Die Elementelehre

Zwei Gesundheitssysteme, die für sich Ganzheitlichkeit, Universalität und Individualität in Anspruch nehmen, beruhen auf der sogenannten Elementelehre.

Das eine System ist die „Vier-Elemente-Lehre", die aus der altgriechischen Philosophie entstand und bis ins Mittelalter die Grundlage der abendländischen Medizin war. Sie findet sich auch in der jetzt wieder aktuellen Traditionellen Europäischen Medizin.

Das andere System beruht auf der Philosophie des alten China mit dem Modell der „Fünf Elemente". Es stellt im fernen Osten die Grundlage für die Traditionelle Chinesische Medizin.

Die Elementelehre ist somit eine uralte Geschichte, die sich in einer Zeit der Wegsuche wiederzubeleben lohnt.

Empedokles (ca. 400 v. Chr.) begründete die vier Elemente als Urstoff unserer Vorzeit (Erde, Wasser, Feuer, Luft). Platon und Aristoteles fügten als fünftes den Äther hinzu und fassten die Elemente als ineinander umwandelbar auf.

Die chinesischen Philosophen dieser Zeit waren besondere Tüftler mit einer übertrieben genauen Zuordnung ihrer Fünf-Elemente-Lehre (Holz, Feuer, Erde, Metall, Wasser) zu den Lebensbereichen des menschlichen Lebens und des Universums.

Diese Naturphilosophen, die ca. 500 Jahre vor unserer jetzigen Zeitrechnung lebten, verfügten noch über Zeit und Stille, um fundamentale Naturbeobachtungen zu erfahren. Wir suchen sie.

Die beiden Gesundheitslehren der „alten Welt"

Vier-Elemente-Lehre

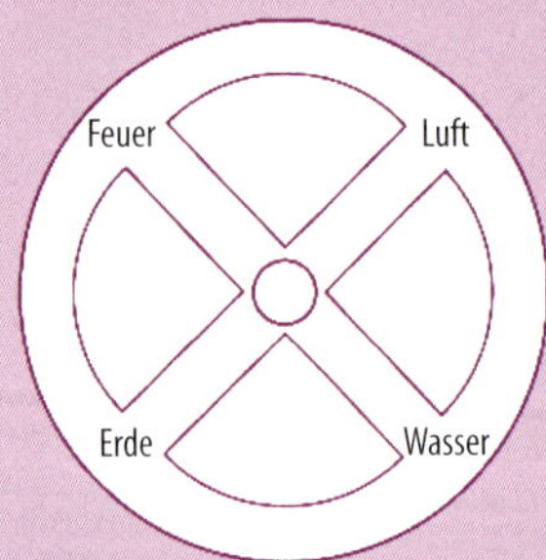

Fünf-Elemente-Lehre

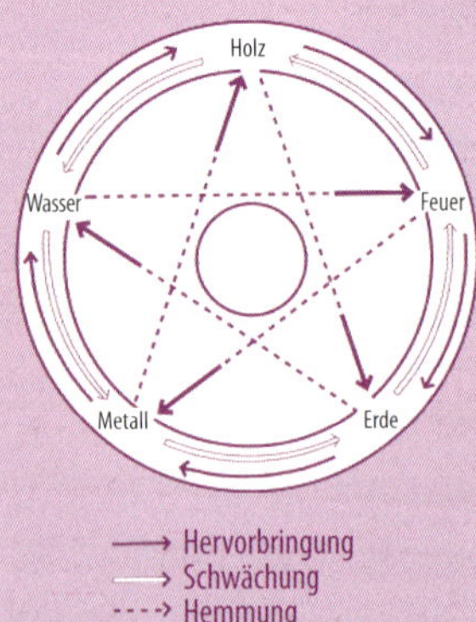

Die Lebensweisheiten dieses reichen Erfahrungsschatzes will ich in diesem Buch vom Mythos befreien, sie aus den verstaubten Zimmern der Klöster und Wissenschaftshochburgen herausholen und von verkaufstüchtigen Sektierern und Intellektualismus fernhalten. Ich möchte sie mittels klarer, gefühlvoller Darstellungen unverfälschter Klugheit Ihnen wieder zuführen und in Erinnerung rufen.

Veränderung hat Bestand

Veränderungen in unserem Körper können wir spüren und mit Übung und Gefühl auch beeinflussen.

Solche spürbaren Veränderungen sind Schwitzen, Herzrasen, Fieber, Schmerzen, Bauchgrimmen, Müdigkeit usw. Eine kleine Aufregung lässt unser Herz hüpfen, wir können es an unserem Pulsschlag messen. Eine sogenannte „Verkühlung" verändert unsere sonst immer konstante Körpertemperatur, wir spüren Fieber oder Untertemperatur am ganzen Körper, es kann uns spürbar frösteln.

Gleichzeitig erfolgen Veränderungen, die wir weder spüren noch mit einfachen Handgriffen messen können. Es verändert sich die Sauerstoffversorgung, der Mineralstoffwechsel, der Säure-Basen-Haushalt, der Muskeltonus, das Immunsystem uva. Das Spiel wiederholt sich in jeder einzelnen Zelle.

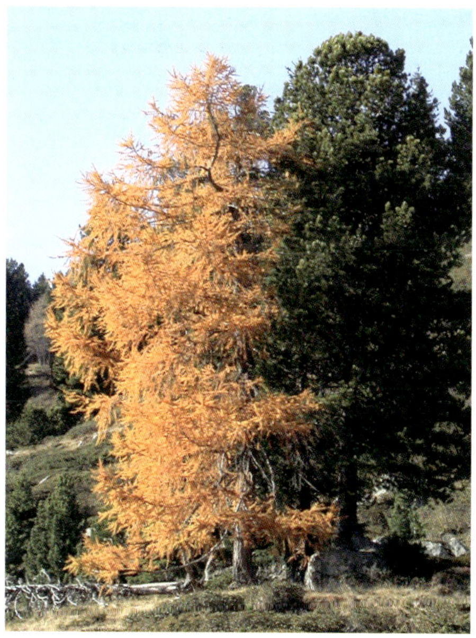

Regelmäßige kleinste Einwirkungen zeigen mit der Zeit große Wirkung. Das ist ein bedeutender Grundsatz der Gesundheitsvorsorge. Regelmäßige zarte Reize für Körper und Geist zeigen langfristig Wirkung für unser Wohlbefinden, für unsere Gesundheit. Wie uns eine Abweichung von nur einem Grad auf unserem Weg in weiter Zukunft an ein völlig anderes Ziel bringt.

Aus dem erwarteten Ziel „Laubbaum" wird bildlich gesehen vielleicht ein „Nadelbaum". Dennoch bleibt der Baum ein Baum.

Die Elemente spielen das Lied der Ewigkeit.
Jede Strophe klingt anders,
klingt gegenwärtig für unendliche Zeiten.

Die **Umwandelbarkeit der Elemente** erfolgt nach für uns noch unklaren, jedoch eindeutigen Gesetzmäßigkeiten:

- Wasser verdampft zu Luft.
- Luft nährt das Feuer.
- Feuer verbrennt zu Erde.
- Erde löscht Feuer.

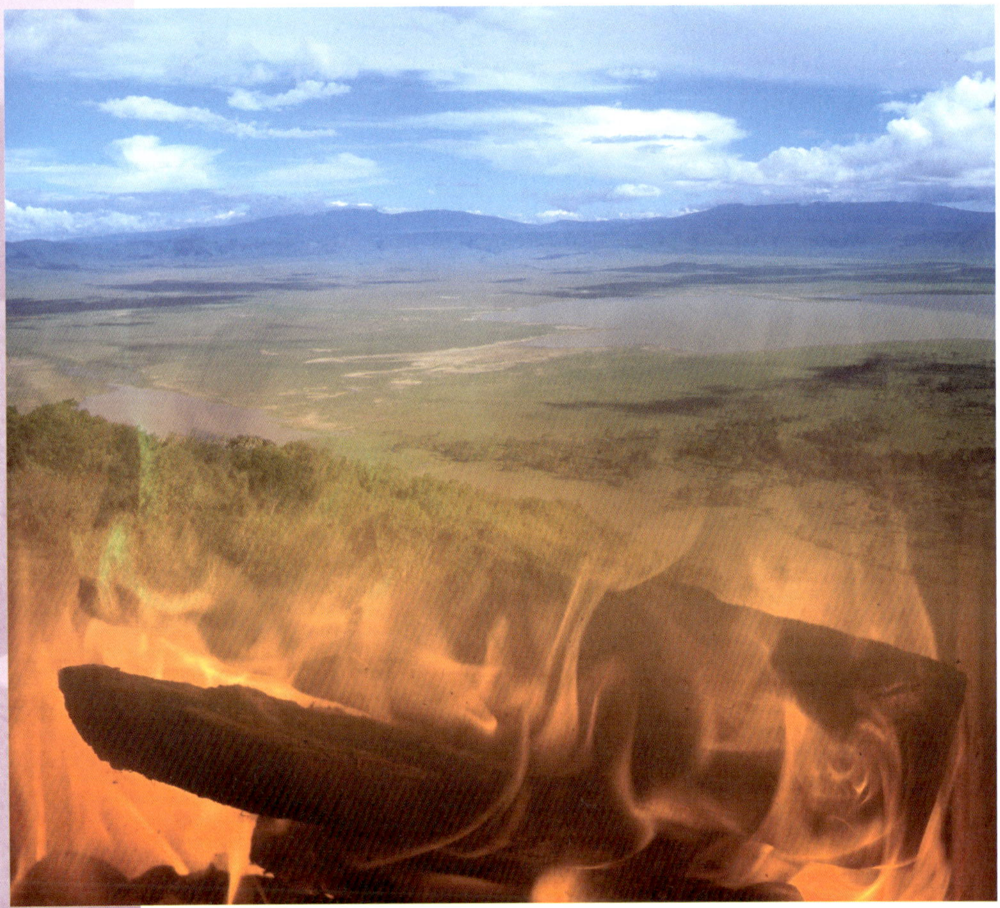

Gehe deinen Weg

Wir sind komplexe Wesen, individuell von Gestalt, Bewegung und Geist, wie auch die Elemente in und um uns. Die Kunst, Selbstheilungskräfte zu mobilisieren, liegt im Erkennen und Verwenden der entsprechenden Zugehörigkeiten.

Wir alle kennen die Empfehlung: Bewegung ist gesund! Jeder von uns ist einzigartig und daher ist nicht jede Bewegungsart, regelmäßig geübt, für jeden gesund. Als Extrembeispiel sehe ich viele Läufer (= Elementarbewegung Bachwelle), die vom Bewegungstyp her eher einem Ringer oder Boxer (= Elementarbewegung Seewelle) entsprechen. Dieses Nichterkennen des Bewegungstyps kann bei intensiver Ausübung eher zu gesundheitlichen Störungen als zu Wohlbefinden führen.

Gehe deinen Weg und genieße ihn.

Gehe deinen Weg und spüre ihn.

Gehe deinen Weg in deinem Rhythmus.

Gehe deinen Weg mit Freude.

Gehe deinen Weg mit Kraft.

Gehe deinen Weg mit Liebe.

Gehe deinen Weg jetzt.

Gehe „deinen" Weg.

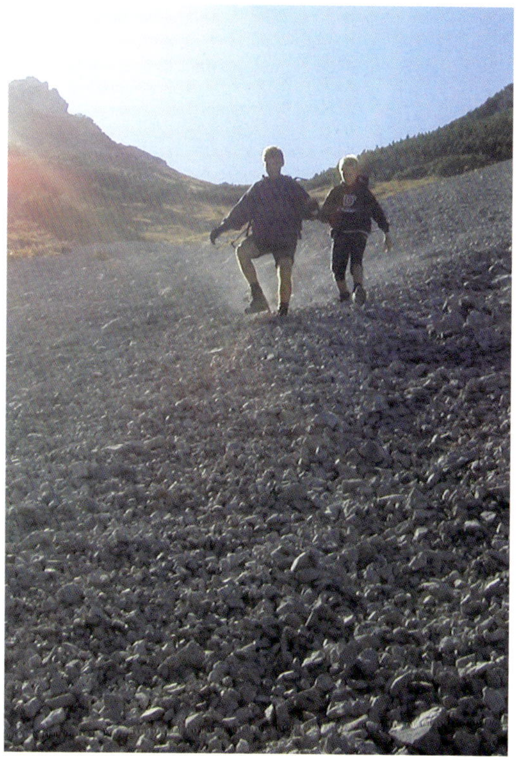

Jeder Weg beginnt mit einer mehr oder weniger genauen Orientierung am Ausgangspunkt. Wo bin ich? Wie ist der Momentanzustand der vier Säulen meiner Gesundheitsvorsorge? Am Energiezustand dieser vier Säulen kann ich arbeiten. Das ist eine Arbeit, die interessant ist, die mein Wohlbefinden abrundet und auf lange Sicht meine Gesundheit stabilisiert. Zur eigenen Orientierung dient das Abfragen des eigenen Energiestatus.

Der Engergiestatus

Der Energiestatus-Test

Stimmen Sie den folgenden Feststellungen mit „ja“ zu oder mit „nein“ nicht zu.

Bewegung (Wasser)	ja	nein
■ Ich schlafe regelmäßig weniger als sieben bis acht Stunden oder wache auf und bin noch müde.	☐	☒
■ Ich mache nicht regelmäßig Bewegung (regelmäßig = 3 x 30 Minuten/Woche).	☐	☒
■ Ich mache keine regelmäßigen Pausen am Tag.	☐	☒
■ Ich mache regelmäßig sportliche Wettkämpfe oder gehe regelmäßig körperlich an meine Belastungsgrenze.	☒	☐
■ Ich machte noch nie eine bewegungs-, haltungsdiagnostische ärztliche Kontrolle.	☐	☒

Bewusstsein (Luft)	ja	nein
■ Ich habe Mühe, konzentriert zu bleiben.	☐	☒
■ Ich habe nicht genug Zeit für Reflexion, Strategie und Kreativität.	☐	☒
■ Ich arbeite an Abenden oder Wochenenden oder im Urlaub.	☐	☒
■ Ich verwende zu wenig Zeit oder/und Energie für mein Dasein, um einen Sinn zu finden.	☐	☒
■ Ich verbringe zu selten gemütliche Stunden mit Freunden oder Bekannten.	☐	☒

Energiestatus

Emotion (Feuer)	ja	nein
■ Ich habe zu wenig Zeit für Aktivitäten, die ich wirklich gern mache.	☐	☒
■ Ich habe nicht genug Zeit für meine Familie und Menschen, die ich wirklich gern habe.	☐	☒
■ Ich fühle mich oft irritiert, ängstlich oder überfordert.	☒	☐
■ Ich bin sehr oft überschwänglich ausgelassen.	☐	☒
■ Ich drücke meine Wertschätzung und Gefühle für andere nicht aus, weil ich keine Zeit dafür habe.	☐	☒
■ Ich verwende in meiner Arbeit nicht genug Zeit für das, was ich am besten kann und was mir am meisten Spaß macht.	☐	☒
Ernährung (Erde)	**ja**	**nein**
■ Ich trinke weniger als einen Liter Wasser pro Tag.	☐	☒
■ Ich verzichte oft aus Zeitgründen aufs Frühstück.	☐	☒
■ Beim Essen bin ich regelmäßig auch anderweitig beschäftigt (lesen, telefonieren, fernsehen, Computer).	☒	☐
■ Ich esse schnell,d.h., ich schlucke, bevor die Nahrung weich durchgekaut ist.	☒	☐
■ Ich bin übergewichtig/untergewichtig.	☒	☐
Umwelt (Raum – Zeit)	**ja**	**nein**
■ Mein Tagesablauf ist deutlich von der Uhrzeit mitbestimmt.	☒	☐
■ Ich habe nicht jeden Tag Ereignisse, bei denen ich die Uhrzeit vergesse.	☐	☒
■ Ich schaffe es nicht, zumindest eine Woche im Jahr ohne Uhr zu verbringen.	☐	☒

(Fortsetzung Umwelt/Raum – Zeit)	ja	nein
■ Einen Ausflug ins Grüne mache ich weniger als einmal im Monat.	☐	☒
■ Weniger als einmal in der Woche widme ich meine Gedanken der Natur.	☐	☒
■ Ich verbringe nicht jeden Tag mindestens eine Stunde im Freien.	☒	☐

Die Energiestatus-Auswertung

Wie viele Fragen sind mit „ja" beantwortet?	
Wasser/Bewegung (0–5)	1 Ja-Antworten
Luft/Bewusstsein (0–5)	0 Ja-Antworten
Feuer/Emotion (0–6)	1 Ja-Antworten
Erde/ Ernährung (0–5)	3 Ja-Antworten
Umwelt/Raum – Zeit (0–6)	2 Ja-Antworten
gesamt:	8 **Ja-Antworten**

Auswertung	
GUT	1–4 Ja-Antworten
GRENZWERTIG	4–8 Ja-Antworten
KRITISCH	8–12 Ja-Antworten
NOTFALL	> 12 Ja-Antworten

Energiestatus

Fragen, die mit „ja" beantwortet werden, zeigen Unausgeglichenheit im entsprechenden System. Die Auswertung sollte anregen, Unordnung im System zu hinterfragen, um darauf gezielt reagieren zu können. In den nachfolgenden Kapiteln Erde, Wasser, Feuer, Luft finden Sie Information zu den entsprechenden Elementen und zu den Selbstheilungskräften, welche diesen zugeordnet sind.

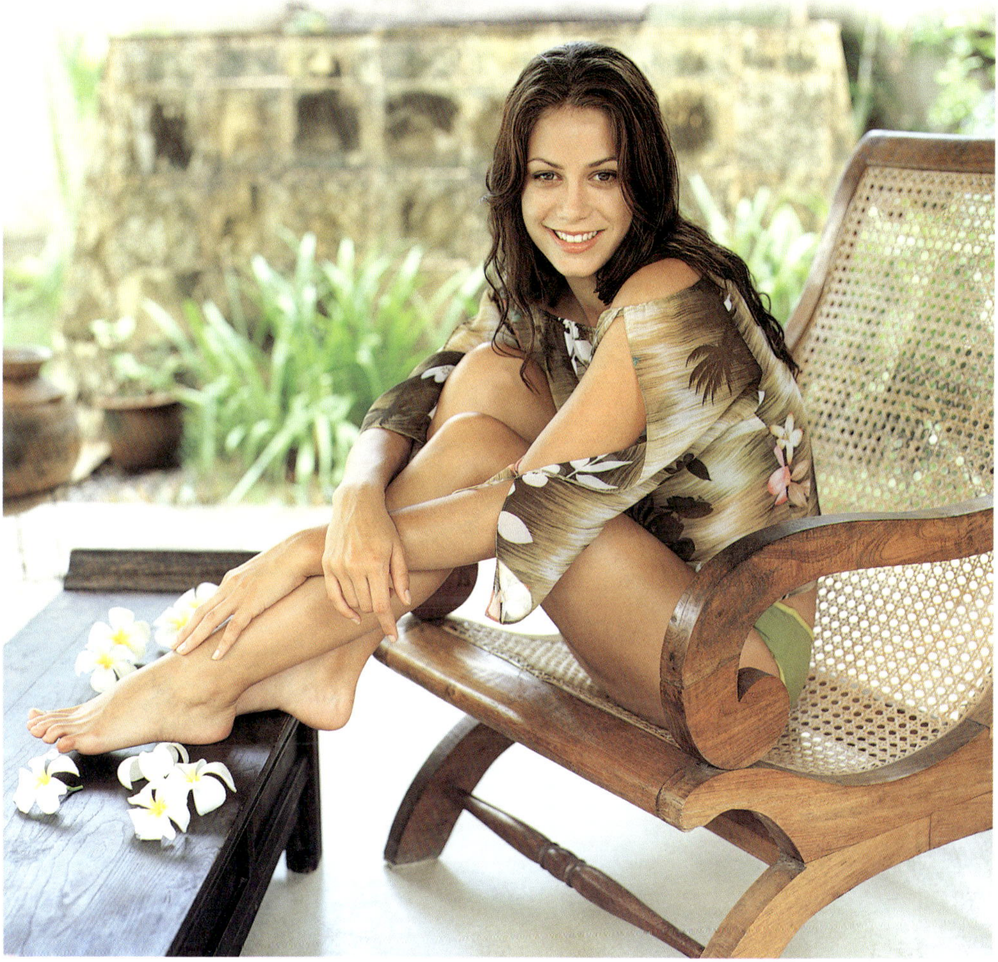

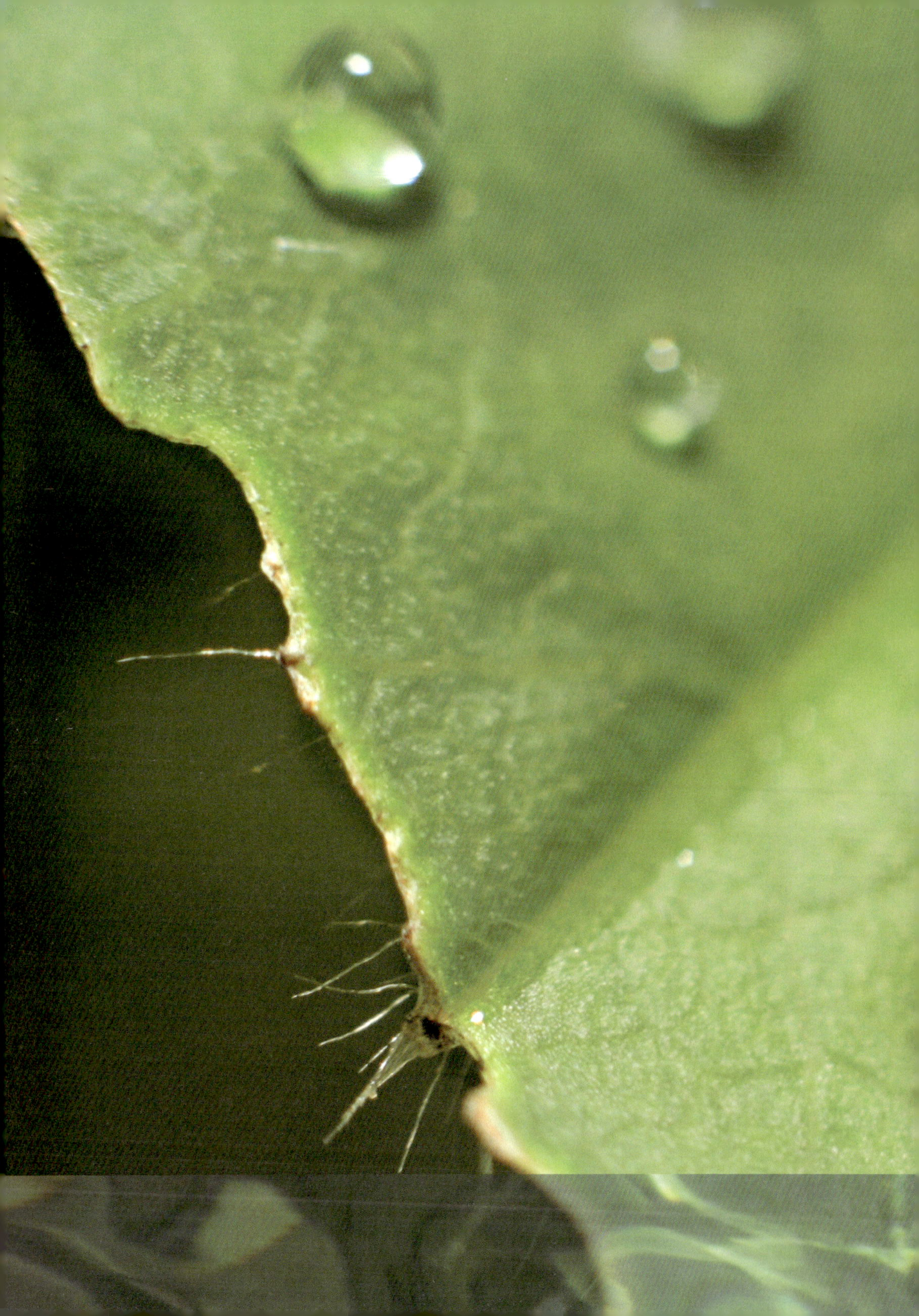

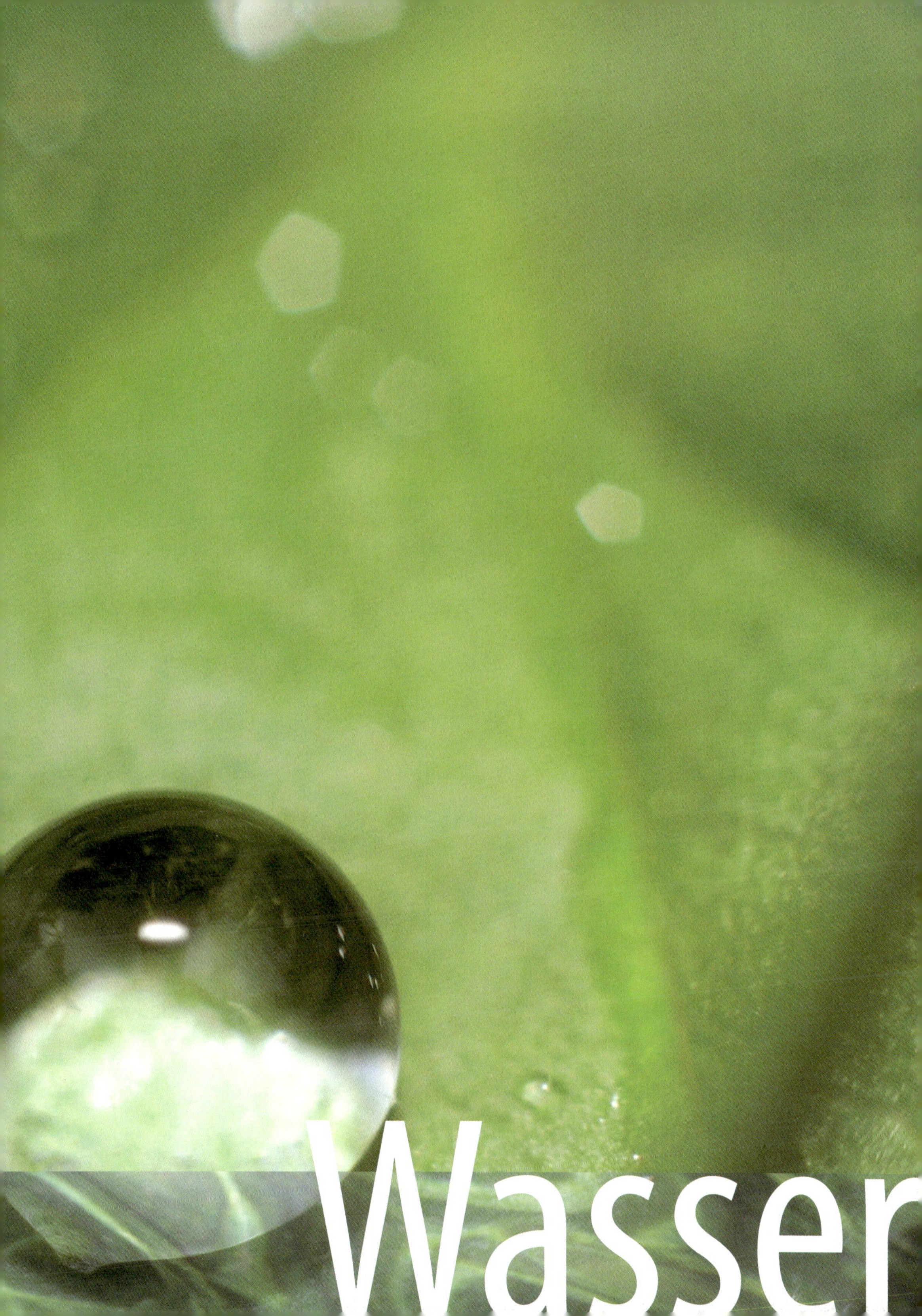

Wasser

Wasser

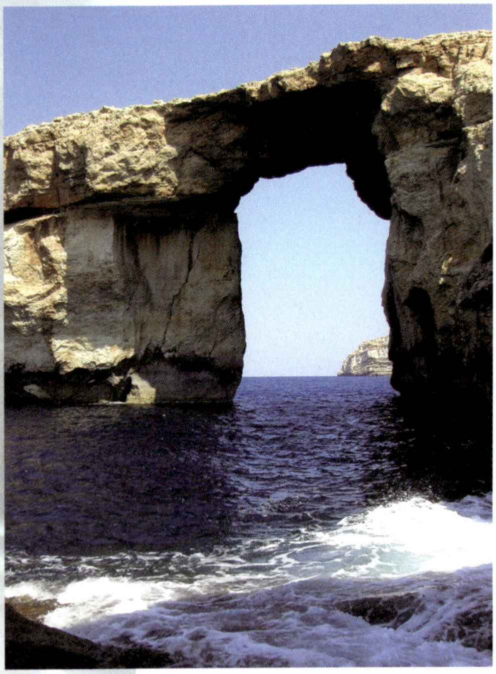

Wasser verdampft zu Luft,
Luft fällt als Tau zur Erde,
Erde löscht Feuer,
Feuer verbrennt zu Erde.

dwh

Das Prinzip aller Dinge ist das Wasser,
denn Wasser ist alles
und zum Wasser kehrt alles zurück.

Thales von Milet

Das beschauliche Betrachten von Wasser – in welcher Form auch immer – ist für unseren Geist gleichzeitig befreiend und erfüllend. Ebenso wirkt das stürmische Spiel der Jugend mit Wasser.

Quellen sind in fast allen Kulturen besondere Orte. In der Frühzeit wurden Quellplätze oft gefürchtet, da man glaubte, dass sie wegen ihres tiefen Ursprungs mit der Unterwelt in Beziehung stehen würden. Wasser ist das Element der Spiritualität und der schöpferischen Kraft, von den Initiationsriten der Naturvölker bis zur Reinigung im Ganges, der Taufe im Jordan, rituellen Waschungen usw.

Flüsse durchfließen die Erdoberfläche wie ernährende Blutgefäße, gleichzeitig bergen sie bei Überschwemmungen große Gefahren in sich. Flüsse sind bildlicher Ausdruck des menschlichen Lebenslaufes.

Wasser stellt die Grundlage aller anderen Elemente dar, somit hängen alle Elemente von seinem Zustand ab. Gesundes Wasser ist also die Grundlage für die Gesundheit der Welt und des Menschen.

Dem **Wasserelement** zugesprochene **Personen** zeigen kraftvolle Ruhe, Konsequenz, kennen keine Angst, sind interessiert an Neuem, zeigen ein lebhaftes Sexualleben und ein klares Auftreten. Sie sind gleichzeitig kräftig und sanft, können fast alles in sich aufnehmen, aber auch in jede Situation eindringen. Wassertypen sind veränderlich, können sich bequem in die Umgebung einfließen lassen, aber auch diese deutlich verändern. Geraten sie unter Druck, verdampfen sie. Freigelassen genießen sie ihre Freiheit bis zur Auflösung. Emotionale Kälte bringt sie zum Erstarren, feurige Freude bringt sie zum Wallen.

Entsprechungen:

Der Mensch besteht wie unsere Erdoberfläche zu siebzig Prozent aus Wasser. Auf seiner langen Reise ist ein Wassertropfen in seinem Kreislauf manchmal Teil des Menschen, Teil des Meeres, Teil der Luft. Er überträgt seine Information während seiner Reise in diese Stationen und nimmt neue Information in sich auf. Mit dieser Veränderbarkeit lebt er im ewigen Kreislauf des Lebens und bedingt die Wechselbeziehungen allen Lebens zueinander.

Jahreszeit: Winter
Klima: Feuchtigkeit
Farbe: Blau/Grün
Feinstoff: Fühlen
Emotion: Angst
Charakter: phlegmatisch
Organ: Niere
Geschmack: salzig
Übung: Erde-Mensch-Himmel
Töne: ...Ooo...
Tier: Fisch

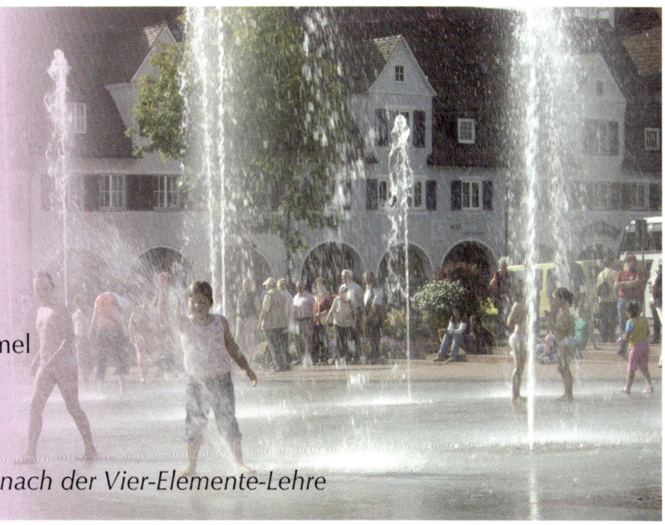

Zuordnungen des Wassers nach der Vier-Elemente-Lehre

Wasser ist Bewegung

Auf der Welt gibt es nichts,
was weicher und sanfter ist als Wasser,
doch um Hartes und Starkes zu bezwingen,
kommt nichts dem Wasser gleich.

Laotse

Die Spirale, die Welle und der Wirbel sind drei wesentliche Formen der Wasserbewegung. Streben nach Gleichgewicht und rhythmisches Schwingen sind das Grundprinzip dieser drei Formen der Wasserbewegung. Es ist ein lehrreiches und gesundes Bewegungsverhalten, imitieren wir es, bleiben wir innerlich und äußerlich im Gleichgewicht.

Spirale

Die Spirale ist die Urform der Lebensbewegung im Kleinsten und im Größten. Diese Form findet sich in der DNS, der menschlichen Grundstruktur der Vererbung, als auch in den Galaxien im Universum.

Genießen und beobachten Sie bei einer Tasse Tee die Spiralbewegung, die der aus der Tasse aufsteigende Wasserdampf formt. Verweilen Sie mit Ihren Gedanken in dieser gemütlichen Präsentation der Spiralbewegung.

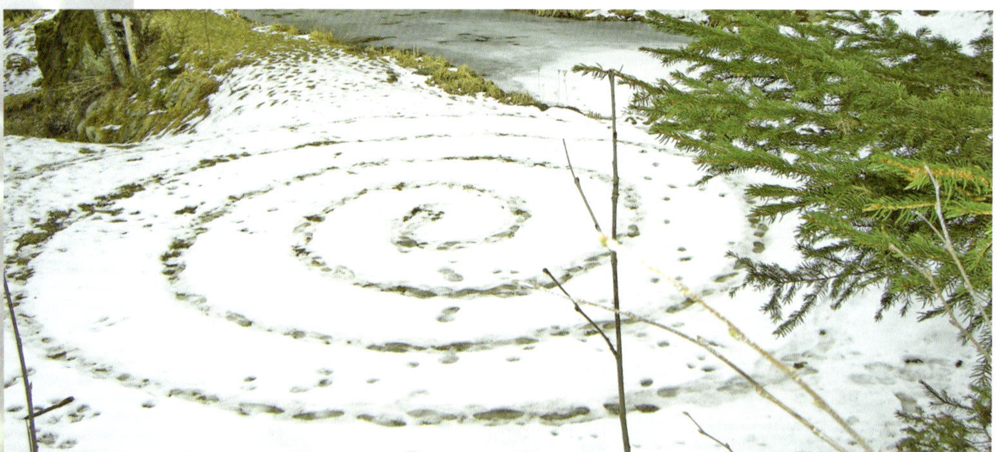

In Materie geformt zeigt sich diese Spiralbewegung nicht nur in einzelligen Wassertierchen, sondern auch in menschlichen Organen, so z.B. in der Form des Oberarmknochens sowie in der Herzkammertrennwand.

Die materialisierte Spiralform im menschlichen Organismus zeigt sich in der Grundstruktur unserer Erbinformation: in der DNS-Doppelhelix. Der kleinste Informationsbaustein des Menschen zeigt besonderen Bezug zur Urform der Lebensbewegung Wasser.

Nicht nur in kleinsten menschlichen Bausteinen findet sich die Spiralbewegung, sondern auch global und im Weltall. Der warme Golfstrom zieht seine Spiralen durch den kalten Atlantik und ist damit wetterbestimmend für ganz Europa. Seine Spiralform verändert sich zeitlich und räumlich den natürlichen Rhythmen entsprechend.

Immer fließend, sich stets verändernd und doch immer derselbe. Was ist das?

Beobachten Sie einen natürlichen Flusslauf. Jedes natürlich fließende Gewässer mäandert, d.h., es fließt schwingend hin und her. Das Streben nach Gleichgewicht zwischen der Bewegungsenergie des Gewässers und des Bodenwiderstandes führt zum Pendeln des Stromes. Freie Mäander verändern ständig ihre Form. Der Rhythmus des Schwingens ist das Eigenwesen des Stromes in Beziehung zu seinem Umfeld. Im Stromquerschnitt eines Mäanders spielen oder kämpfen zwei bewegte Spiralen, außen und innen abwechselnd, vom Ursprung bis zur Mündung. Welche der beiden Spiralen Sie sich als die Ihrem Wesen entsprechende auch immer aussuchen, Sie werden ständig die Erfahrung der anderen miterleben.

Wellen

Wie die Funktion unserer Sinnesorgane ist die Welle Reaktion auf kleinste Stöße und bestrebt, diese auszugleichen und an die Umgebung weiterfließen zu lassen.

Wellenbewegung finden wir im Kleinen, im menschlichen Innenohr in den Bogengängen als Sensor für unser Gleichgewicht, aber auch im Großen als Gezeitenreaktion des Meeres auf den Mondrhythmus.

Ein weiteres Charakteristikum der Wellen ist die Einwirkung auf die Umgebung, die wir bei klarem Wasser wunderschön als Riffelform am Meeresboden sehen können. Je mehr wir riffeln, desto mehr bremsen wir uns selbst ein, desto mehr sind wir im gesunden Zusammenhang mit unserem Umfeld.

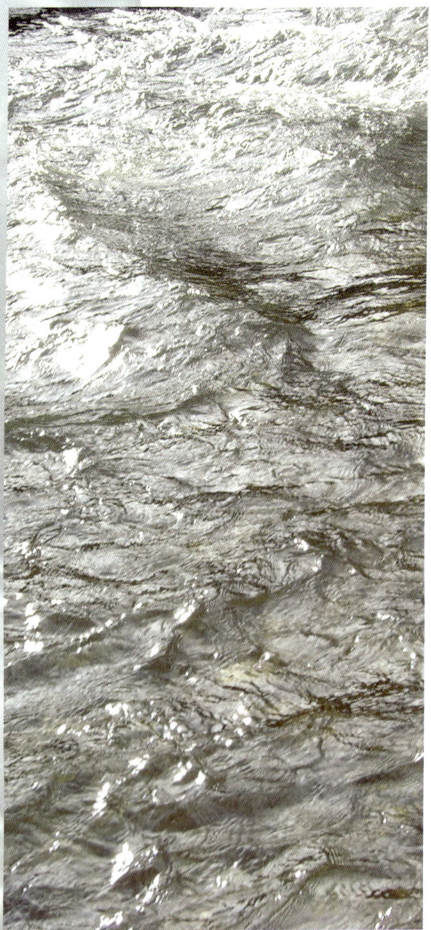

Sind Sie ein Bewegungstyp in der Form der Seewelle oder der Bachwelle oder beides?

Menschliche Bewegungstypen entsprechen den Wellenarten. Die aufmerksame Beobachtung unserer Bewegung zeigt uns zwei im Wesen unterschiedliche Wellenarten, einerseits die Seewelle, andererseits die Bachwelle.

Werfen Sie ein Holzstück ins Wasser und Sie erkennen den fast gegensätzlichen Unterschied der beiden Wellenarten. Im See hüpft das Holzstück mit der Welle immer am selben Ort auf und nieder. Im Bach schwimmt das Holzstück mit – von einer Welle zur nächsten.

- Seewelle: Die Welle bewegt sich weiter, das Wasser bleibt dasselbe!
- Bachwelle: Die Welle bleibt dieselbe, das Wasser bewegt sich weiter!

Der menschliche Bewegungstyp See bleibt an Ort und Stelle, bevorzugt Tanz, Gymnastik, Aerobic, Ballspiele am Platz, Qi-Gong etc.

Der Bewegungstyp Bach bewegt sich weiter und bevorzugt somit Wandern, Laufen, Schwimmen, Tai-Chi etc.

Der Mensch ist – wie so oft – auch bei der Bewegung ein Mischtyp mit Tendenzen mehr zum Bach oder mehr zum See.

Wirbel

Unter einem Wirbel verstehen wir eine Einrollbewegung, bei der Luft in Wasser eingeschlossen wird und Grenzflächen entstehen.

Der Wirbel als Bewegung des Entstehens und des Schützens im Kleinen wie im Großen ist beispielsweise bei der Embryonalbildung zu finden, ebenso bei der Organentstehung oder in der Chaostheorie der Weltentstehung.

Wenn wir unseren kindlichen Impulsen noch etwas Freiheit erlauben und nicht zu bequem sind, können wir die Urformen der Bewegung, und zwar Spirale, Wirbel und Welle, im natürlichen Rhythmus erfahren.

Wasser und Sport

Sportliche Betätigung braucht Energie. Wasser ist Transportmedium und Lösungsmittel für Energieträger wie Sauerstoff und Nahrung. Der wichtigste Faktor des Wassers beim Sport ist jedoch die Wärmeregulation.

Wassermangel senkt die Leistungsfähigkeit.

Die **Koordination und Konzentration** zeigen als erste Schwächen bei Wassermangel, da das Gehirn als wasserreichstes Organ als erstes auf Defizite reagiert.

Die **Ausdauerleistungsfähigkeit** reduziert sich bereits ab einen Wasserverlust von nur 1% des Körpergewichtes, ab 2% zeigt der Ausdauersportler eine deutliche Leistungseinbuße, jedoch stellt sich erst jetzt Durstgefühl ein. Fazit: Aktiv trinken – bevor sich Durst einstellt.

Die **Kraftleistung** reduziert sich ab einem Wasserverlust von ca. 4% des Körpergewichtes. Ab 6% Wasserverlust zeigen sich Reizbarkeit, Schwäche, Erschöpfung und starkes Durstgefühl.

Sport ohne Wasser würde uns verbrennen!

Der Organismus verbrennt Kohlenhydrate zu CO_2 und H_2O mit Hilfe von Sauerstoff, der durch die Atmung zugeführt wird. Bei dieser Verbrennung werden Millionen (tgl. 32 Mio.) an Wärmekalorien freigesetzt. Würde das Kühlsystem Wasser nicht funktionieren, würde die Körpertemperatur auf nicht überlebensfähige Werte (> 60° C) steigen.

Der Schutz vor Hitzestau ist die Wasserverdunstung, das Schwitzen. Mit einem Liter verdunsteten Wasser werden bis zu 600 kcal an Wärme abgegeben. Mit zunehmendem Trainingszustand steigt auch die Schweißabgabe und somit erhöht sich der Schutz vor einem Hitzestau. Untrainierte produzieren ca. 0,8 l/h, Trainierte können 2 bis 3 l/h an Schweiß abgeben.

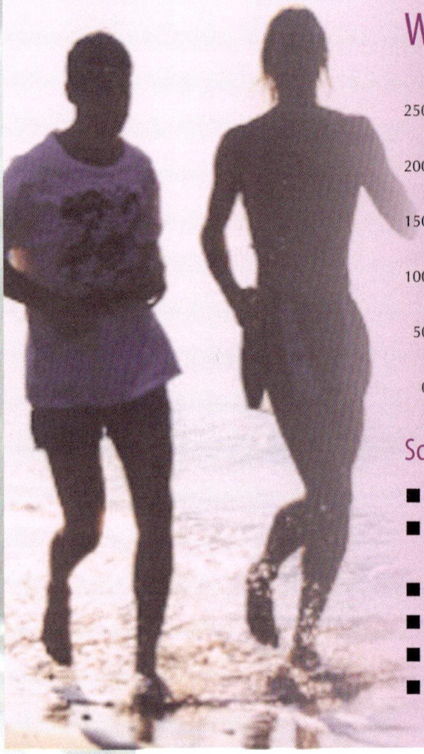

Wasserhaushalt beim Sport

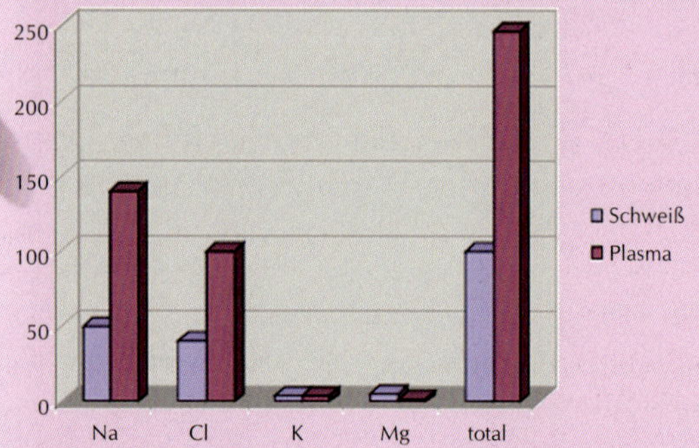

Schwitzen

- Schutz vor Hitzestau
- 1 l Wasser – ca. 580 kcal Wärme
- Untrainierter: ca. 0,8 l/h
- Trainierter: ca. 2-3 l/h
- -2 % Ausdauerleistung
- -4 % Kraftleistung

Flüssigkeitsersatz

Obstsäfte

Glykogen, K, Na, Mg

max. 7 % Glucose

ORS:

- 20 g Zucker
- 3,5 g NaCl
- 2,5 g $NaHCO^{3}$
- 1,5 g KCl

Leistungsstark durch Wassergleichgewicht

Mit dem Schweiß verlieren wir neben Wasser auch noch wichtige Elemente wie Natrium, Kalium und Magnesium. Das Blut wird eingedickt und fließt langsamer, Sauerstoff- und Kohlendioxydtransport funktionieren langsamer. Wir versäuern, werden muskellahm und überhitzt.

Der **ideale Flüssigkeitsersatz** ist die **ORS (Oral Rehydration Solution)**. Eine Flüssigkeit, die weltweit verfügbar und täglich in vielen Ländern der Dritten Welt unzähligen Kindern das Überleben sichert.

ORS:
- Trinkwasser (1 l)
- Kochsalz (3,5 g – ist ca. ½ Teelöffel)
- Zucker (20 g – sind ca. 2 Esslöffel)

Dies ist die allgemein ausreichende Grundlösung, für Speziallösungen sind Spezialisten gefragt. Für den Kaliumersatz wäre ein Schuss Apfelsaft noch ratsam. Achtung: Die Lösung nicht zu süß zubereiten, sonst rebelliert der Magen. Sie sollte nicht mehr als maximal 7 % Zucker beinhalten. Trinken wir Flüssigkeiten mit einem höheren Zuckergehalt, reagiert das Stoffwechselsystem wie auf Nahrungszufuhr und verbraucht Wasser.

Trinken Sie aktiv, und das nicht nur beim Bewegungssport, sondern auch beim Denksport. Vor jeder sportlichen Aktivität trinken Sie mindestens ein Glas Wasser. Vor Ausdauerleistungen trinken Sie zwei Stunden vorher einen guten halben Liter, ca. 20 Minuten vor Leistungsbeginn nochmals einen viertel Liter Wasser und weiterhin nach Bedarf. Der Bedarf richtet sich zuerst nach Koordinationsstörungen (leichte Verstolperer beim Laufen, Denkschwäche bei Denkleistungen etc.), dann nach Durstgefühl.

Sie sollten einmal täglich bei körperlicher Betätigung schwitzen, und das nicht gerade beim Essen.

Emotionen und Wasser

> Das Wasserwesen
> hält sich von seiner Eigenform selbst zurück,
> füllt jede angebotene Form aus,
> nimmt jede eingetauchte Form auf.

Verweilen Sie einige Zeit am Wasser und es wird Ihnen Vieles erzählen. Sie können davon weitererzählen, und so lernen wir vom Wasser. Wie schreibt schon Hermann Hesse: *„… er wusste mehr als du und ich, ohne Lehrer, ohne Bücher, nur weil er an den Fluss geglaubt hat“*.

Der Wasserkreislauf ist als Naturphänomen Ausdruck der Ewigkeit. Er wird ermöglicht durch die Fähigkeit des Wassers, verschiedene Aggregatzustände einzunehmen. Das ist flüssig, fest und gasförmig.

Unseren Körper können wir nicht verflüssigen, verdampfen lassen oder erstarren, auch wenn wir uns diese Möglichkeiten gelegentlich insgeheim wünschen.

Für unser Denken und unser geistiges Verhalten können wir jedoch viel aus dem Wasserkreislauf lernen. Wir können wie das Wasser unseren Geist den äußeren Gegebenheiten flexibel anpassen. Unsere Gedanken können sich schneller und freier als Wasserdampf bewegen. Sie können frostiger sein als jedes Eis. Dieses lässt sich mit einem Hammer zerkleinern – unsere Gedanken manchmal mit keinem äußeren Mittel. Am ehesten schmelzen frostige Gedanken wie Eis mit etwas Wärme.

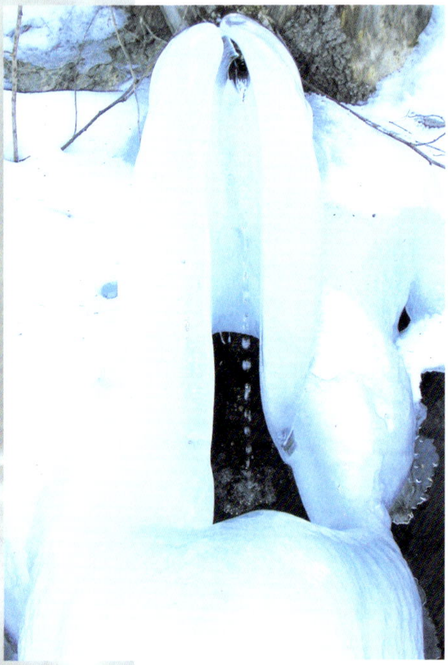

Einige Entsprechungen unserer Gedanken zu den Aggregatzuständen des Wassers seien hier dargestellt:

Wärme schmilzt Eis.
Liebe schmilzt Hass.

Hitze bringt Wasser zum kochen.
Reiz erzeugt Körperwärme.

Überhitzen lässt Wasser verdampfen.
Überreizung erzeugt Dampfablassen.

Druck lässt Wasser überschwappen.
Druck auf uns erzeugt Aggression.

Kälte macht Wasser zu Eis.
Kälte lässt uns erstarren.

Diese Entsprechungen lassen sich spielerisch bis ins feinste Detail fortsetzen, vielleicht als neues Gesellschaftsspiel. Lassen wir unsere Gedanken wie im Wasserkreislauf sich verändern, dann sind sie beständig wie das Wasser.

Wasser-Heilübungen

Wie der stete Tropfen den Stein höhlt, so wirksam sind Übungen – regelmäßig ausgeführt – für die Aktivierung der Selbstheilungskräfte. Jede einzelne Übung zeigt ihre Wirkung, wenn sie konzentriert und regelmäßig ausgeführt wird. Die Wahrnehmung von Innen- und Außenwelt bei der Ausführung der Übungen und die Vorstellungskraft bewirken die Aktivierung ungeahnter Kraftreserven. Nutzen Sie diese Kraft der Gedanken und die des Elementes Wasser.

Elementare Wasserspirale: Erde – Mensch – Himmel

Wasser bildet in seinem ewigen Kreislauf sich ständig verändernde Spiralformen: fließend, dampfend oder erstarrend im ständigen Bemühen nach Gleichgewicht und Wiederkehr. Im System des Wasserkreislaufes gibt es keinen Anfang und kein Ende. Es hängt alles zusammen und steht in Wechselwirkung miteinander. Jeder Eingriff in dieses System wirkt verändernd, wirkt regulierend.

Es handelt sich hier um eine Grundlagenübung zur Herstellung des inneren Gleichgewichtes, zur inneren Reinigung, zum Krafttanken, zum Energieausgleich.

- **Linksdrehende Bewegung** steht für auflösen, abbauen und loslassen.
- **Rechtsdrehende Bewegung** steht für sammeln, aufbauen und ausdehnen.

Die praktische Ausführung ist einfach, verlangt aber ein wenig Konzentration, Einfühlungsvermögen und Vorstellungskraft.

Wir stehen still, mit den Füßen schulterbreit, und spüren die Umgebung, den Boden und die Luft. Ist in uns Ruhe eingekehrt, beugen wir uns mit den Händen voraus zum Boden und zeichnen mit beiden Händen nebeneinander eine Spirale von innen nach außen und wieder zurück. Eine Bewegung, gleich wie das Wasser aus der ***Erde*** *quillt. Dann richten wir uns auf, die Arme zeichnen, locker gestreckt vor unserem Körper, wieder eine Spirale von innen nach außen und umgekehrt. Eine Bewegung, wie das Wasser im* ***Menschen*** *in jeder einzelnen Zelle fließt. Danach strecken wir die Arme nach oben und zeichnen wieder die Spirale von innen nach außen und wieder zurück. Eine Bewegung, wie das Wasser in Richtung* ***Himmel*** *verdunstet. Danach bewegen wir die Arme seitlich sehr langsam wieder zum Boden. Wir können dabei mit den Fingern spielen wie mit Regentropfen.*

Das Wasser kehrt zur Erde zurück. Als würde der Himmel mit der Erde sprechen.

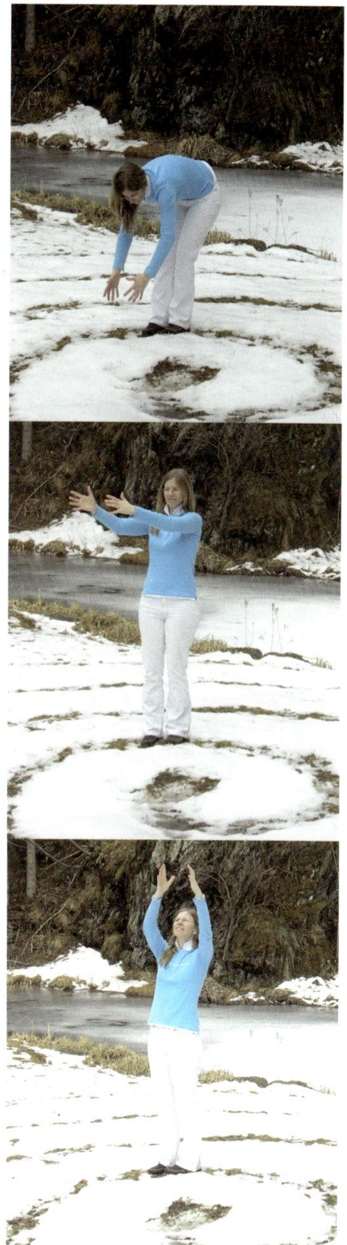

In Wirkung und Herausforderung ist die Übung entsprechend der Grundtechnik steigerbar.

- Die **Bewegung** bitte genau ausführen. Wir sind bemüht, die Form einer Spirale, klein beginnend und immer größer werdend, fließen zu lassen. Der Übergang ins Wieder-kleiner-Werden der Spirale erfolgt locker, als ob wir vom Wasser geführt würden, ebenso das Hochnehmen der Arme vor unsere Körpermitte und über den Kopf. Beim langsamen seitlichen Absenken der Arme atmen wir ein und ab der Körpermitte aus, bis die Handflächen wieder zur Erde zeigen.
- Die **Wahrnehmung** von Innen- und Außenwelt lässt uns spüren, wie die Bewegung auf uns und die Umgebung wirkt. Mit allen Sinnen nehmen wir an der Übung teil, erfahren uns selbst und die Umgebung.
- Die **Vorstellung**, wie das Wasser aus der Erde fließt, in uns aufgenommen wird, sich in jedem Organ, jeder Zelle verteilt und wieder über die Haut und die Atmung abgegeben wird, ist der gedankliche Inhalt der Übung. So vereinen wir Mikrokosmos mit Makrokosmos, wir bewegen und werden bewegt.
- Der **Rhythmus** der Übung ist dem individuellen Atemrhythmus angepasst. Bei jedem neuen Kreis, bei dem man auf dieser virtuellen Spirale die Arme bewegt, wechselt man einmal vom Ein- zum Ausatmen. So ist der individuelle Atemrhythmus der Übungsrhythmus und dieser wird Lebensrhythmus.

Drei Grundprinzipien bestimmen die Ausführung der Übung: die korrekte Bewegung, der persönliche Atemrhythmus und die Vorstellung des fließenden Wassers aus der Erde in den Körper, aus dem Körper in die Luft und wieder zurück in die Erde und so weiter.

Die Wasserkraft

Wir erleben die Kraft des Wassers im Großen und Kleinen. Ob wir versuchen, die Öffnung eines Gartenschlauches zuzuhalten oder gegen den Strom zu schwimmen, wir spüren die unüberwindbare Kraft des Wassers. Wasser gibt Kraft. Wasser hat Kraft.

Für uns Menschen zeigt sich die elementare Kraft des Wassers oft beängstigend in Überschwemmungen oder todbringenden Riesenwellen und zeigt unsere Kleinheit in der Natur.

Wasserkraft haben wir gelernt zu kontrollieren und die Energie für uns zu nutzen. In der zivilisierten Welt sind wir durch den elektrischen Strom, erzeugt u.a. aus Wasserkraft, immer im Licht, oft beleuchtet, wenn auch selten erleuchtet. Es ist unser Bestreben, Kraft zu gewinnen und Kraft zu haben.

Ein kleiner lyrischer Ausflug soll uns vermitteln, wie wir die Kraft aus der Natur gewinnen können, ohne die natürliche Umgebung zu belasten:

Wohin geht die Kraft?

Diese Frage stellte Philipp mit 6 Jahren auf einer gemeinsamen Wanderung, nachdem ich ihm von den besonderen Eigenschaften unseres verstorbenen Hundes erzählte, welcher auf vielen Wegen mein treuer und kraftvoller Begleiter war.

Du hast mich gefragt:
Wohin geht die Kraft?

Gemeinsam lass sie uns finden
und halten – die Kraft!

Bis wir die Antwort wissen.

Und solange wir am Weg sind,
auf unserer gemeinsamen Suche,
haben wir sie – die Kraft.

Solange wir am Weg sind, haben wir die Kraft. Heißt: Solange wir üben, halten wir uns kräftig.

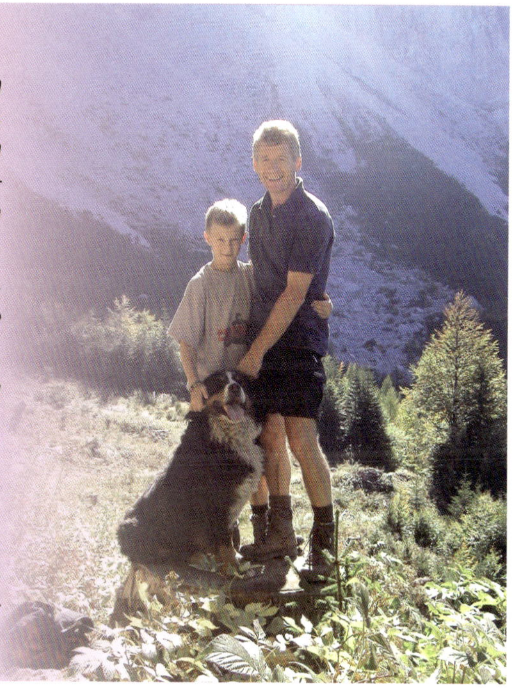

Kraft ist die Fähigkeit, etwas zu bewirken. Der körperliche Ausdruck von Lebewesen ist geprägt durch die Muskulatur. Sie hat den größten Anteil an unserem Körper und hilft nicht allein der Bewegung, sondern unterstützt alle anderen Organe in ihrer Funktion. Die Muskeln sind nicht nur Kraftmaschinen, sie sind wichtigste Helfer zur Erhaltung der Selbstständigkeit, und deren Training ist die entscheidende Maßnahme, um im Alter und bei chronischen Krankheiten die Leistungsfähigkeit zu erhalten. Krafttraining ist nachgewiesen wirksam gegen Bluthochdruck, Gefäßverkalkung, Zuckerkrankheit, Übergewicht, Osteoporose, Rückenschmerzen und Depression. Eine Störung der Muskelfunktion bewirkt auch eine Störung der sogenannten inneren Organe. Kraft ist in jedem Alter von Nutzen und Krafttraining in jedem Alter möglich.

Drei Übungen kräftigen den ganzen Körper

Hier sollen drei Übungen den ganzen Körper kräftigen.

Eine grundlegende Anforderung an gesunde Kräftigungsübungen ist deren Naturbezogenheit. Die vorwiegend aus Metall gebauten Trainingsgeräte in modernen Fitnesscentern bewirken der Elementelehre entsprechend eine Verstärkung der Emotion Traurigkeit. Um Körper und Geist gesund zu trainieren, bedarf es naturverbundener Trainingsgeräte.

Krafttraining braucht einen Rhythmus mit regelmäßigem Wechsel des Trainingsplanes. Es sollte immer der gesamte Bewegungsapparat trainiert werden. Um einen Muskelzuwachs zu erreichen, sollte jede Einheit bis zur persönlichen Ermüdungsschwelle geübt werden. Für das Training gilt: Halbe Kraft ist optimale Kraft!

Der Inhalt der Übungen sollte folgende Kriterien erfüllen:

- komplexer Bewegungsablauf,
- Beanspruchung von Muskelketten,
- auxotone Muskelanspannung,
- ergonomisch, also alltagsangepasst,
- körperlicher und geistiger Inhalt,
- 50%ige Muskelbelastung.

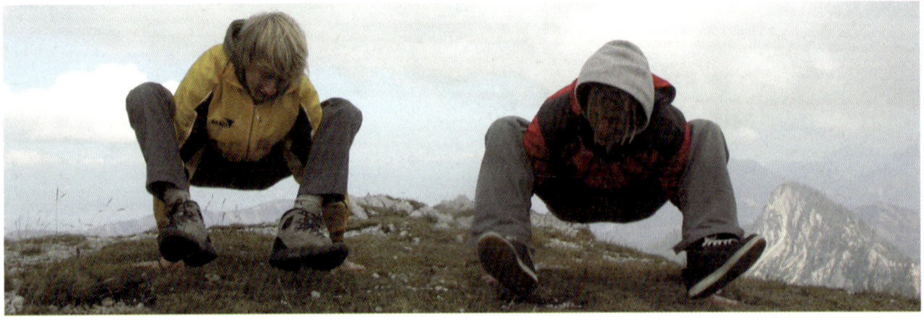

Die Dreiersymbolik von Himmel, Erde und Mensch spiegelt sich in den drei Übungen oben, in der Mitte und unten wider.

Die Abhängigkeit des Menschen von der Erde und sein ständiges Streben nach oben sowie Tierbeobachtungen in der Stille der Natur formen drei Übungen, die fast unser gesamtes Muskelsystem dynamisch kräftigen. Sie kräftigen ohne Gewalt, benötigen jedoch Anstrengung, um Fortschritte zu erzielen.

Wie die Katze trinkt: Oberkörper und Arme kräftigen

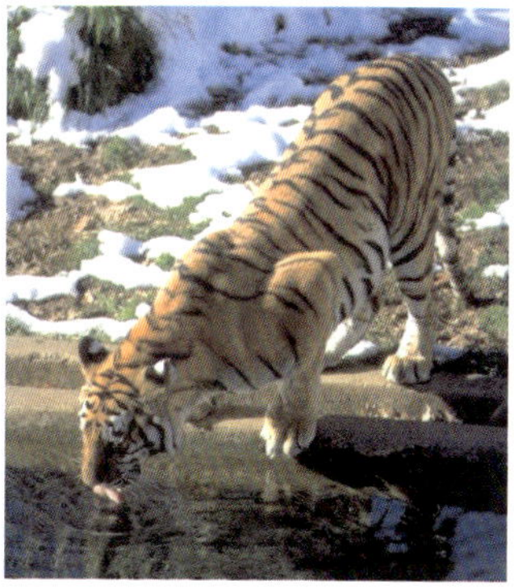

Beobachten Sie eine Katze beim Wasserschlürfen. Versuchen Sie, die gleiche Position einzunehmen. Wie die Wildkatze in der Natur werfen Sie einen beobachtenden Blick nach rechts und links. Neigen Sie sich weit vor und imitieren Sie den Trinkvorgang. Dann rasten Sie und entlasten Ihre Arme. Wiederholen Sie Belastung und Entlastung, solange Sie Kraft haben und mit voller Konzentration dabei sind. Versuchen Sie für ein optimales Training neun Wiederholungen.

Tipp: Üben Sie optimal und nicht mit maximalem Kraftaufwand, entspechend obgenannten Inhalten. Atmen Sie ruhig und ohne zu pressen.

Beteiligte Muskelgruppen:
- Arme
- Rücken
- Hals
- Brust
- Oberschenkel
- Zunge
- Augen

Trainingseffekt:
- gegen Haltungsstörungen der Hals- und Brustwirbelsäule
- Rundrücken
- Heben und Tragen
- Gleichgewicht
- Ringer, Judoka
- Gewichtheber

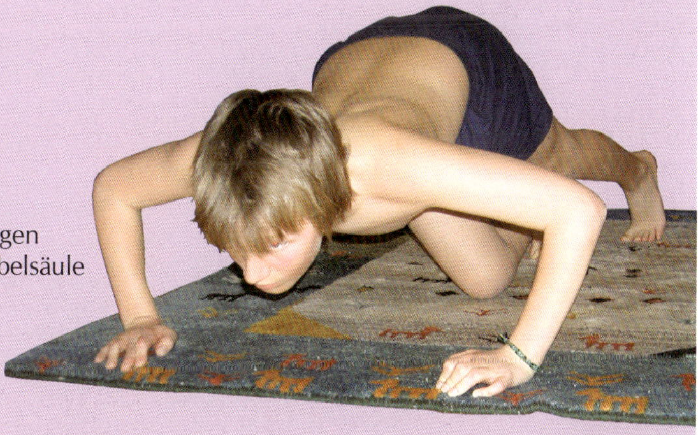

Der lustige Affe – Beine und Körpermitte kräftigen

Stellen Sie sich einen lustigen, lebhaften und springenden Affen vor. Studieren Sie das Bild und üben Sie. Für Details folgt eine komplexe Beschreibung: Gehen Sie mehr oder weniger in die Hocke, heben Sie eine Hand und bringen Sie die Fingerspitzen der fünf Finger locker zur Berührung. Drehen Sie den Kopf von der erhobenen Hand weg, blicken Sie leicht nach oben, blinzeln, lächeln und springen Sie weich und gefühlvoll von einem auf das andere Bein. Das Gewicht verlagernd springen Sie rechts und links, das unbelastete Bein immer locker beistellend. Der Kopf dreht bei jedem Sprung in die Gegenrichtung der Sprungrichtung. Die Hände wechseln oben und unten. Springen Sie auch abwechselnd vorwärts und rückwärts und später auch diagonal (aus Organ: Qi-Gong fünf Tiere).

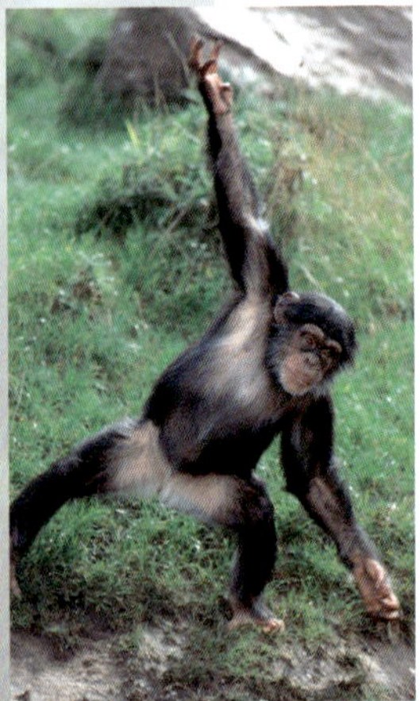

Tipp: Mehrmals langsam ausgeführt ist diese Übung ganz einfach. Durch ihre Komplexität entspricht sie in allen Belangen den obgenannten inhaltlichen Empfehlungen für optimales dynamisches Krafttraining. Eine naturangepasste, vielfältige Kräftigungsübung, die mit keinem Gerät erreicht werden kann.

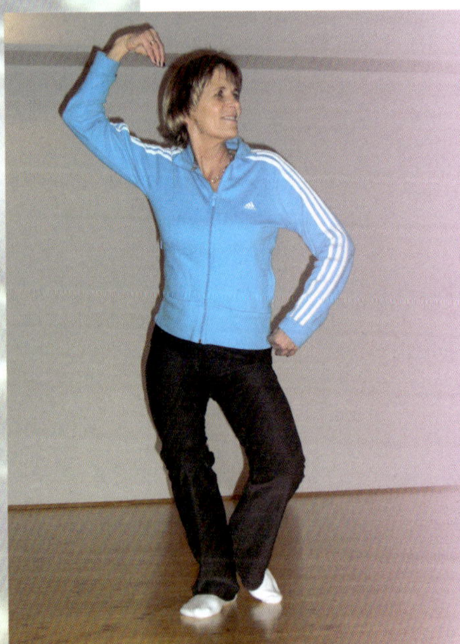

Beteiligte Muskelgruppen:

- Füße
- Unter-, Oberschenkel
- Bauchmuskel schräg
- Rückenstrecker
- Halsdreher
- Deltamuskel
- Augenmuskel
- Gesichtsmuskeln

Trainingseffekt:

- Skiläufer, Langläufer
- Tänzer
- Springer
- Depressive
- Assymetrien im Bewegungsapparat
- Koordinationstraining
- Hirnleistungstraining (durch Aktivierung gekreuzter Hirnbahnen)

Der Käfer am Rücken – Rumpfmuskulatur kräftigen

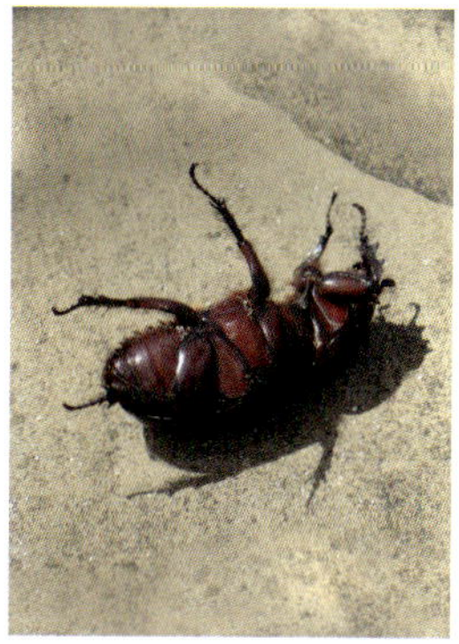

Gemütlich am Rücken liegend spielen Sie den Kampf eines am Rücken liegenden Käfers, der sich umdrehen will. Beine und Arme halten Sie himmelwärts. Mit der Kraft Ihrer Rumpfmuskulatur heben Sie Schultern und Gesäß abwechselnd oder gleichzeitig, gleichseitig oder diagonal von der Unterlage hoch.

Die Körpermitte ist die Basis unserer Stabilität. Die Rumpfmuskulatur ist Haltepunkt für jegliche Bewegung. Wie die Praxis zeigt, ist gerade diese Muskelgruppe meist geschwächt. Eine muskuläre Stabilität der Mitte wirkt über Nervenreflexe auf eine Stabilisierung unseres körperlichen und geistigen Gleichgewichtes. Somit hat diese Übung einen besonderen ganzheitlichen Stellenwert.

Beteiligte Muskelgruppen:

- Bauchmuskel (gerade, schräg und quer)
- Beckenboden
- Wirbelsäulenstabilisator

Trainingseffekt:

- alle Sportarten
- Gleichgewicht
- stabile Mitte
- Potenz
- Harn- und Stuhlkontrolle

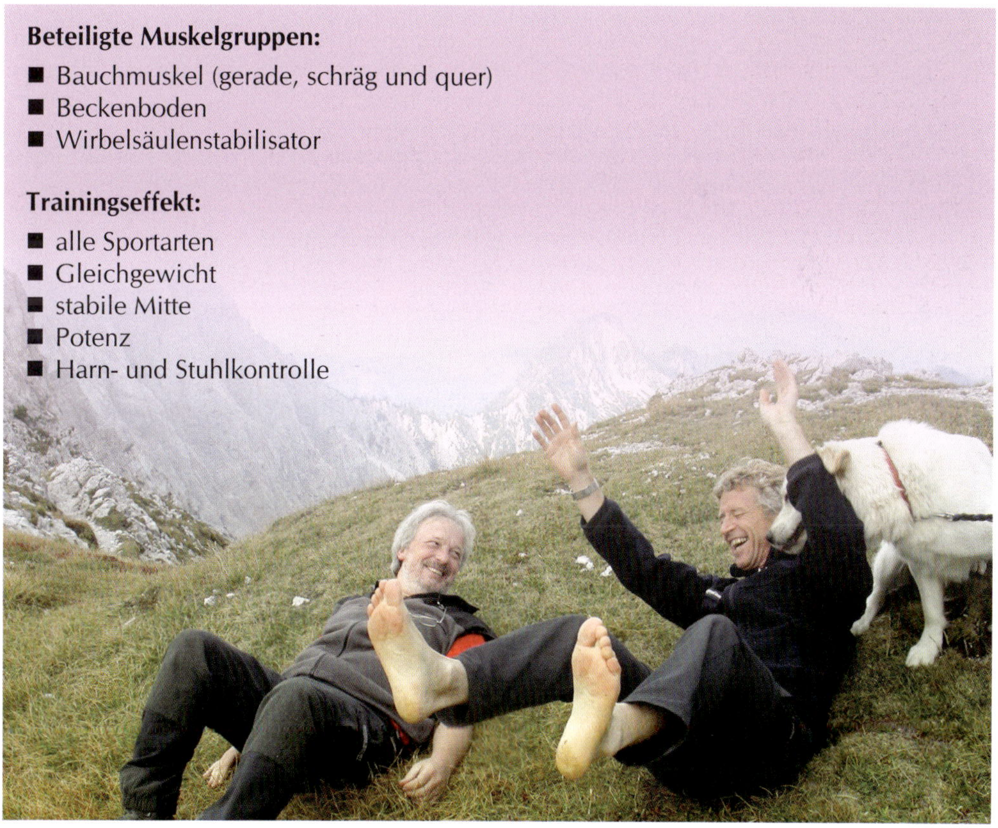

Wasserkreislauf – Ausdauertraining

Um zu bleiben wie man ist, muss man schon trainieren.

Prof. Paul Haber

Ausdauer
= Widerstand gegen Ermüdung + Regenerationsfähigkeit
= Wasserkreislauf

In der Praxis finden sich immer wieder Patienten, die mit folgenden Beschwerden vorstellig werden: „Ich bin immer so müde, mir fehlt etwas. Was kann ich nehmen? Finden Sie bitte heraus, welche Vitalstoffe mir fehlen!" Als zusätzliche Zeichen des Ermüdungssyndroms werden häufig Augenflimmern, Ohrensausen, Atemnot bei geringster Anstrengung, Abgeschlagenheit, Muskelzucken, -schmerzen, -schwäche und Antriebslosigkeit angegeben.

Meine häufigste Empfehlung lautet: Bringen Sie mehr Sauerstoff in die Zelle und mehr Schlackenabtransport um die Zelle.

Wie setze ich diese Empfehlung in die Praxis um? Nun, um etwas zu bewegen – sprich Sauerstoff in die Zelle bekommen und Schlackenstoffe um die Zelle abtransportieren – soll ich meinen Körper in meinem persönlichen Lebensrhythmus bewegen. Meinen Lebensrhythmus für heilende Bewegung erkenne ich, wenn ich auf meinen Herzschlag höre.

Heilende Bewegung in meinem persönlichen Rhythmus wirkt sicher leistungsverbessernd für Körper und Geist. Die Wirkung setzt deutlich merkbar nach spätestens vier bis sechs Wochen ein. Eine Verbesserung erziele ich am leichtesten, wenn ich zum richtigen Zeitpunkt regelmäßig meine Bewegung beginne. Wähle ich aus Übereifer den falschen Zeitpunkt, erziele ich trotz eifrigem Training einen Leistungsabfall. Den richtigen Zeitpunkt erkenne ich aus meinem Ruhepuls. Morgens vor dem Aufstehen messe ich meinen Herzschlag. Ist die Geschwindigkeit die gleiche wie vor meinem ersten Training, sollte ich meine nächste Übungseinheit machen. Heilende Bewegung bedeutet meistens, dass man dreimal pro Woche eine halbe Stunde üben sollte.

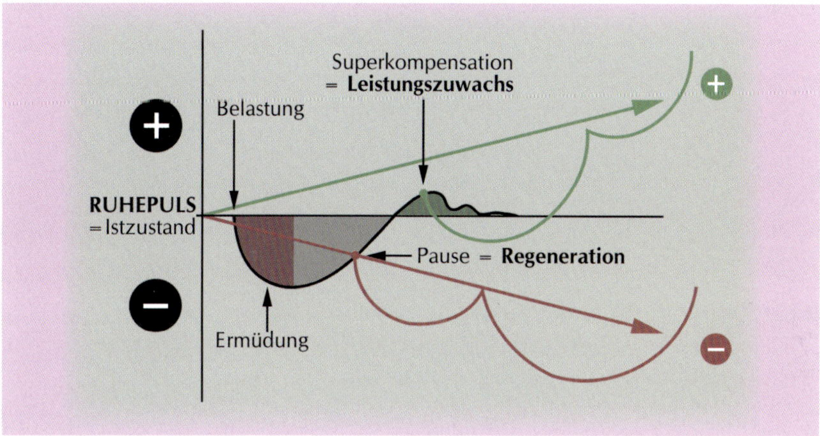

Das Diagramm zeigt, wie zwei Personen mit dem gleichen Leistungszustand bei gleichen Übungseinheiten ein völlig unterschiedliches Ergebnis erzielen. Der richtig gewählte Zeitpunkt für den Übungsbeginn entscheidet über Leistungszuwachs oder Leistungsabfall. Pausen – richtig gesetzt – bringen mehr Verbesserung als übertriebenes Training. Unser **Ruhepuls** bestimmt die Dauer der regenerativen Pause. Die Betriebstemperatur unseres Körpers bestimmt unseren Ruhepuls. Dieser soll Rhythmusgeber für unsere persönliche heilende Bewegung sein. Der Vergleich mit dem ewigen Wasserkreislauf drängt sich auf. Das Wasser bewegt sich auch entsprechend seiner Temperatur als Eis sehr langsam, als Dampf sehr schnell.

Die wohl häufigsten Ausdauersportarten unserer Zeit, auch medizinisch empfohlen, sind Laufen und Radfahren. Unserem Zeitgeist entsprechend etwas monoton, einseitig und unvollständig.

Bis auf ein kurzes Techniktraining und die psychische Überwindung im Laufe einer ungesunden Langzeitbelastung bei ultralangen Wettbewerben kommt das geistige Training zu kurz. Der so Trainierte ist extrem ausdauernd, aber maximal einseitig und unflexibel.

Eine Monokultur ist für diese Trainingsspezies etwas Selbstverständliches, Artenvielfalt ein unzeitgemäßer Begriff. Eine positive Einstellung zur Natur ergibt sich daraus nicht unmittelbar, es sei denn, das Lauftraining wird im natürlichen Rhythmus (= Laufen wie Wasser) betrieben.

Ausdauer ist die Fähigkeit, einer Belastung lange zu widerstehen. Ausdauer ist körperliches und geistiges Durchhaltevermögen.

Im Tierreich ist eine Ausdauerbelastung immer partnerbezogen entweder Flucht, Jagd, Spiel oder Fortpflanzung, niemals aber ausgerichtet auf unnatürlichen Zeitbezug wie Sekunden, Stunden oder Tage, sondern immer orientiert auf Ereignisse.

Die **Bewegungsrichtung des Menschen** lässt sich in drei Lebensabschnitte einteilen.

- Am Anfang ist jede Bewegung danach gerichtet, nach oben zu kommen: vom Heben des Kopfes zum Sitzen, dann zum Stehen und zum Springen.
- In der zweiten Lebensphase ist die Bewegung partnerbezogen als Füreinander, Gegeneinander oder Miteinander mit der biologischen Grundlage der Art- und Selbsterhaltung.
- In unserer abschließenden Lebensphase ist die Bewegung gegen die uns nach unten ziehende Schwerkraft gerichtet.

In den ersten beiden Lebensphasen bewegen wir uns selbstverständlich, mit Eifer und meist ereignisbezogen. In der dritten Lebensphase müssen wir einen aktiven Beitrag leisten, um uns freudig bewegen zu können.

Die optimale Ausdauersportart, die körperlichen und geistigen Trainingseffekt aufweist, ist das **Tanzen**.

Jeder kann tanzen und jeder hat wahrscheinlich schon getanzt. Denken wir nur an den sogenannten Freudentanz. Rhythmische körperliche Bewegung als Ausdruck eines inneren Wohlgefühls, der Tanz als Ausdruck der Freude. Beim Tanzen heben wir vom Boden ab, nähern uns dem Gefühl des Fliegens und bewegen uns in andere Sphären. Bei den Naturvölkern bringt der Tanz in der Gruppe eine Verbindung mit der Welt des Mystischen, lässt Übersinnliches erleben.

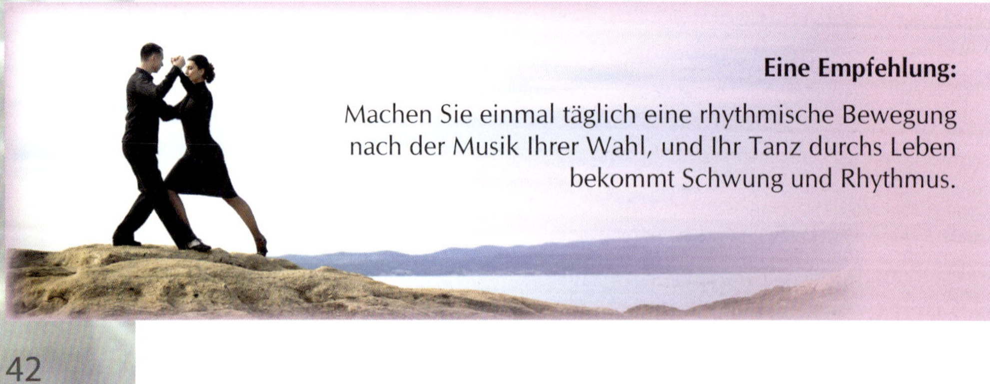

Eine Empfehlung:

Machen Sie einmal täglich eine rhythmische Bewegung nach der Musik Ihrer Wahl, und Ihr Tanz durchs Leben bekommt Schwung und Rhythmus.

Laufen wie Wasser – Laufen im Rhythmus der Natur

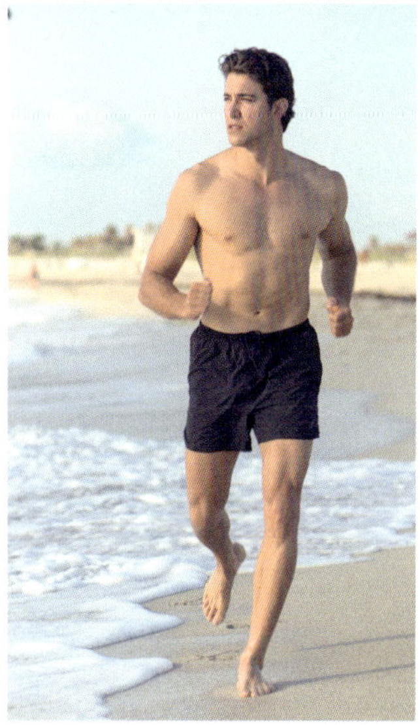

Das Trotten ist laut Anthropologen typisch für den Menschen. So zäh sind außer uns nur Pferde und Hunde. Man könnte es damit erklären, dass ausdauerndes Laufen in der Frühzeit ein wesentlicher Faktor des Überlebens war.

Als leidenschaftlicher Läufer und Langläufer und aufgrund meiner ärztlichen Erfahrung mit vielen Läufern – vom Anfänger bis zum Experten – darf ich feststellen: Gesundes Laufen ist wie Wasser. Laufen kann beides: die Gesundheit schützen, aber auch krank machen. Viel zu viele Laufsportler sehe ich neben der Straße, den Feinstaub tief inhalierend, auf Asphalt mit kämpferischem Gesichtsausdruck. Diese begleitet meine ärztliche Sorge um ihre Gesundheit.

Laufen wir lächelnd und langsam auf natürlichem Untergrund, so ist Laufen immer gesundheitsfördernd.

Der Rhythmus der Natur zeigt sich in der Vielfalt der Natur. Laufen im Rhythmus der Natur ist vielfältig, ist abwechslungsreich. Die Vielfalt finden Sie in dem bei dieser Form von Laufen erworbenen Gedankenfluss wieder. Elementares Laufen ist wie Wasser.

Ein im natürlichen Rhythmus gestaltetes Lauftraining ist wie die Bewegung des Wassers von der Quelle bis zum Meer.

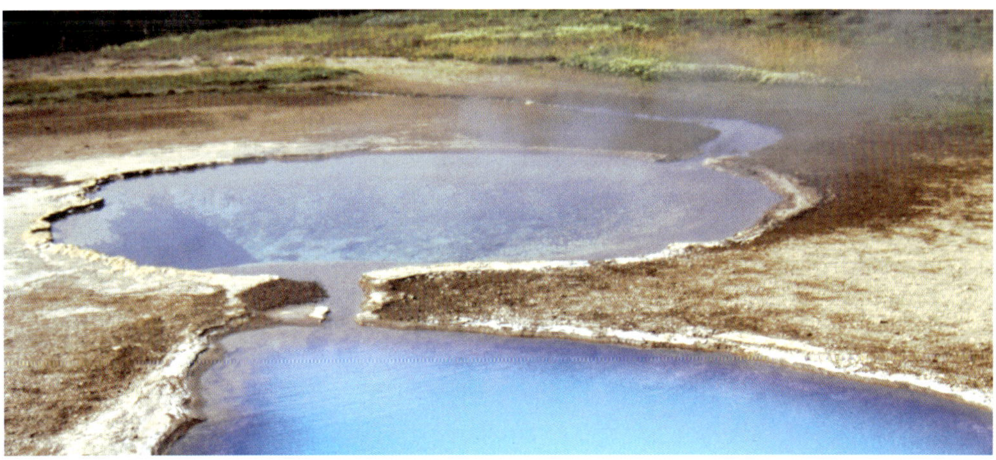

Die Quelle: Das Laufen beginnt langsam, die erste Bewegung beginnt im Kopf. Langsam ergibt sich, wie durch Zufall, die Richtung. Das Wasser formiert sich und bricht klar aus der Erde hervor. Vom Gehen fallen wir ins langsame Traben, wir spüren unsere Laufhaltung und passen unsere noch kleinen federnden Schritte dem unebenen Untergrund an. Unsere Körpermitte ist immer vor dem Fußabdruck, d.h., wir haben leichte Vorlage – so wie das Wasser immer nach unten fließt. Die Geschwindigkeit wird durch die sich allmählich an die Schrittfolge anpassende Atmung bestimmt. Wir atmen durch die Nase ein und aus.

Die Quelle hat ihren Weg gefunden. Die Gelenke bewegen sich rund, die Muskeln sind erwärmt, Kopf und Körper sind im Gleichgewicht. Aus der Quelle wird ein Bächlein.

(Aerobe Energiegewinnung, Regenerationslauf, < 65 % vom Maximalpuls)

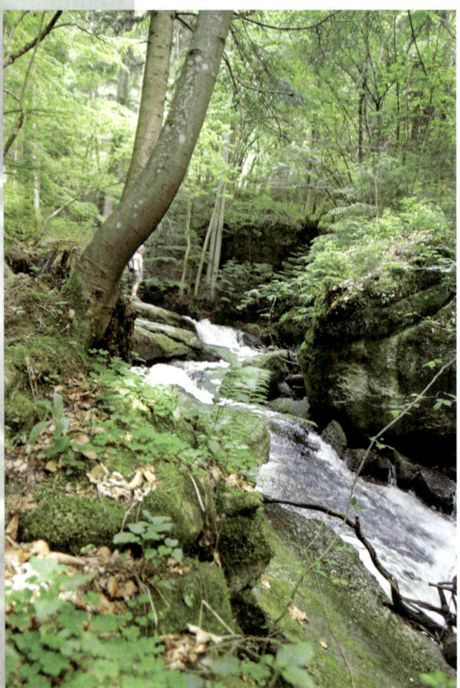

Das Bächlein: Das Wasser ist sprunghaft, lustig und lebhaft. Mit Freude springen und hopsen wir über den Untergrund. Wir üben die Koordination unserer Muskelgruppen. Wir üben das Reflexverhalten der motorischen Einheiten. Wir dehnen aktiv, statisch und dynamisch. Bewusst kontrollieren wir das Abdrücken der Füße. Dem spiralförmigen Fließverhalten des Wassers entsprechend setzen wir die Fußsohle idealerweise außen auf und drücken innen ab. Wir laufen „leise“, das heißt, wir schlagen den Boden nicht, dann schlägt er nicht zurück.

Die Kraft des Abdruckes kommt aus der Körpermitte, wo unsere größten Muskelmassen dafür bereit sind, so wie die größte Strömung in der Mitte des Bächleins fließt. Einmal in Fluss gekommen, ist Wasser nicht mehr zu halten.

(Dauerlauf ca. 75 % vom Maximalpuls, Dehnen aktiv und passiv)

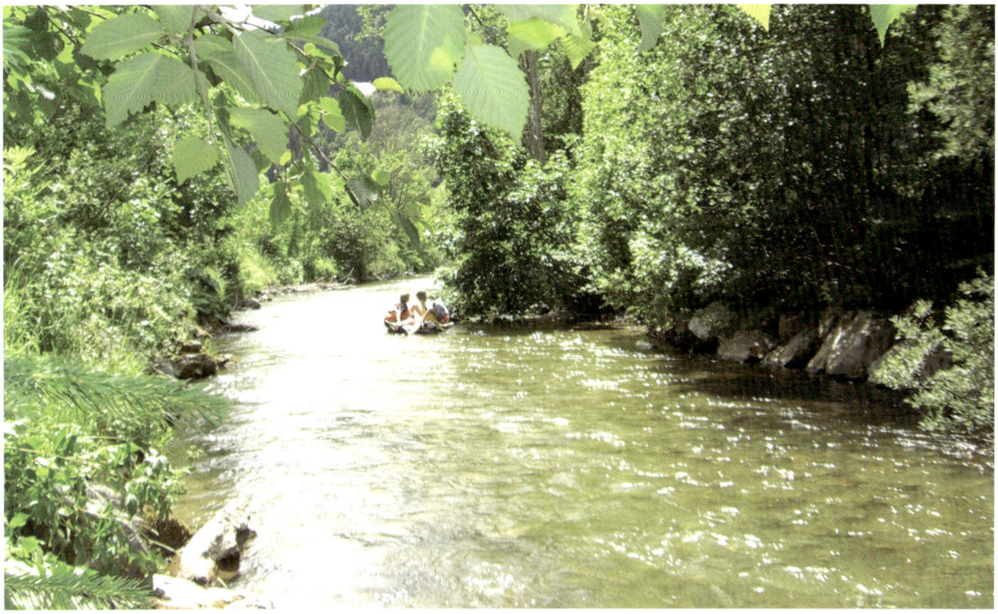

Der Fluss: Wir laufen, weil es läuft. Der Strom der Masse treibt uns. Wir passen unser Tempo der Umgebung an. Der Oberkörper ist vor der Körpermitte, die Füße weit hinter der Körpermitte. Der Blick und die Vorstellung sind nach vorne gerichtet. Die Atmung wird schneller, die Atemwege öffnen sich, die Schritte werden länger. Wir schweben wie die Wassermassen mitten im Strom. Hin und wieder fliegen wir, wie entlang eines schönen Wasserfalls. Unser Körper verwöhnt uns mit Endorphinen, er erzeugt eine Laufabhängigkeit. Wir finden unseren persönlichen Laufrhythmus. Das Verhältnis Atmung zu Schritte ist wie 1 zu 3, d.h. beim Einatmen mindestens 3 Schritte und beim Ausatmen mindestens 3 Schritte. Wasserfälle gibt es im Verlauf eines Flusses nur wenige, und dementsprechend selten laufen wir ein überhöhtes Tempo und regenerieren uns anschließend sofort wieder mit deutlicher Laufverlangsamung. Der Fluss wird breiter, die Strömung langsamer. Wir erahnen das nahende Ziel.

(Tempolauf = 85 % vom Maximalpuls, anaerobes Training, Intervalltraining)

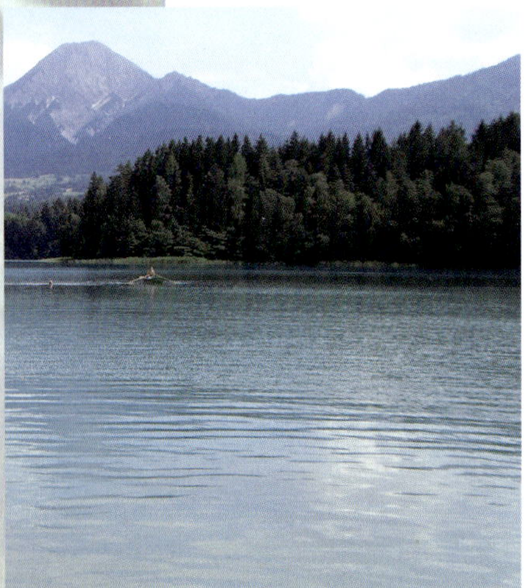

Der See: Wir haben das Tempo herausgenommen. Die Bewegung fließt weiter wie die Strömungen im See. Der Atem wird ruhig und still wie die Oberfläche des Sees. Die locker bewegten Muskeln garantieren eine gute Durchblutung, und diese baut die angesammelten Schlackenstoffe ab. Weich und fast trippelnd ist der Schritt – wie das sanfte Kräuseln der kleinen Wellen. Der Inhalt und die Dauer der Pause bestimmen die Qualität der Regeneration und diese in Folge die Laufleistung. Ein Teil des Wassers drängt am Ufer nach außen, ein Teil verdunstet. Ständig in Bewegung, immer wieder den Aggregatszustand wechselnd *(Regeneration, Entspannungsübungen, Dehnen, Energie aufbauen)*.

Wie der Rhythmus der Natur, so soll das Laufen abwechslungsreich sein. Der Untergrund ist uneben und von unterschiedlicher Härte und Rutschfreudigkeit. Somit werden die Gelenke nie punktförmig an nur einer Stelle belastet. Die Muskeln werden als Muskelketten abwechselnd ge- und entspannt. Die Eindrücke der Umgebung wechseln rasch, dadurch wird der Geist geprägt von Vielfalt – bei klar vorgegebenem Ziel. Der Rhythmus von Herz und Atmung passt sich unserem biologischen Rhythmus an. Unser Laufrhythmus hat sich dem Rhythmus der Natur angepasst.

Ort	Herzfrequenz	Haltung
Quelle	< 65 % Maximalpuls	Nach vorne geneigt
Bächlein	< 75 % Maximalpuls	Dehnen aktiv und passiv
Fluss	< 85 % Maximalpuls	Atmung: Schritte = 1 : 3
Wasserfall (selten)	> 90 % Maximalpuls	Lange Schritte, Fersen hoch, Vorsicht
See/Meer	< 65 % Maximalpuls	Wasserheilübung, Schwimmen, Sauna etc.

Müdigkeit

Ich bin immer so müde!

Täglich höre ich diesen Satz, manchmal mit ängstlichem Unterton und der Frage: Was ist die Ursache und was kann ich dagegen tun? Eine komplette Durchuntersuchung bei mehreren Spezialisten hat nichts gebracht. Unsummen werden investiert in Nahrungsergänzungsmittel und in diverse Kuren. Aller Erfolg ist von kurzer Dauer, wie ein Strohfeuer.

Die elementare Behandlung besteht nicht darin, Feuer unter einem leeren Topf zu entfachen, sondern mit Wasser die betroffenen Organe zu aktivieren.

Die Belebung von Hirn und Herz durch Veränderung der Durchblutung der Arme vertreibt die Müdigkeit.

Praktisch ist das einfach. In ein mit kaltem Wasser gefülltes Becken tauchen Sie langsam zuerst einen, dann den anderen Arm von den Händen bis zum Oberarm ein. Mit langsamen Bewegungen verweilen Sie drei bis fünf Atemzüge im Wasser. Die Kälte darf nicht schmerzhaft sein, in diesem Fall nehmen Sie die Arme sofort aus dem Wasser heraus. Streifen Sie das Wasser mit leichten Bewegungen ab, um die Arme wieder zu erwärmen.

Bei regelmäßiger Anwendung wird die Wirkung gegen die Müdigkeit anhaltend sein, bei Anwendung bei Bedarf wird sie über unerwünschte Müdigkeitsphasen drüberhelfen.

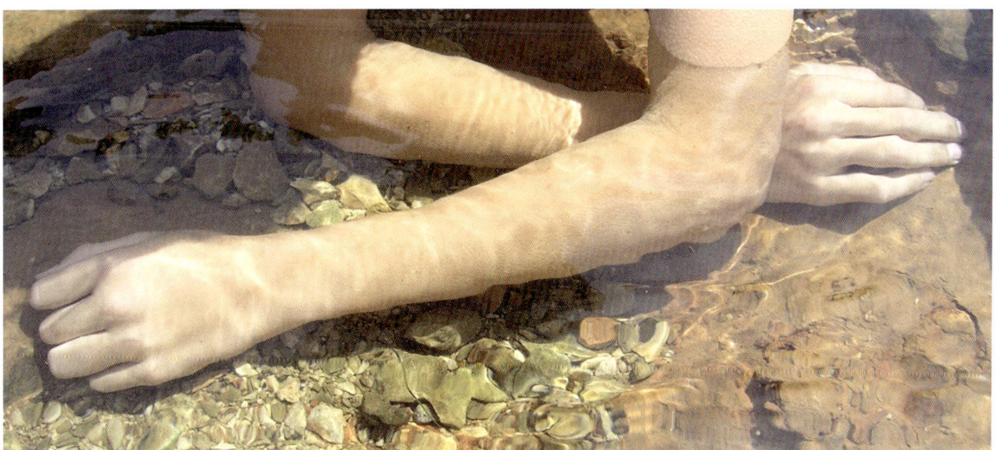

Nervosität/innere Unruhe

Im Alltag sind wir heutzutage einer Unzahl von optischen und akustischen Eindrücken ausgesetzt, denen wir uns nicht verschließen können. Gleichzeitig sind wir versucht, vielerlei Anforderungen gleichzeitig zu bewältigen. Andererseits fehlt uns der Halt der Familie, eines guten Freundes oder ein Platz, der von sich aus Ruhe ausstrahlt, die sich auf unser Inneres überträgt. Wir sollten bereit sein, unsere persönlichen Wasserplätze zu finden. Sie sind wie Tankstellen zum Kräftigen, Reinigen und Loslassen.

Suchen Sie sich ein fließendes Gewässer (Bach oder Quelle), betrachten Sie das klar fließende Wasser. Nehmen Sie einen Stein aus dem Wasser, es wird trüb. Beobachten Sie, wie es durch langsame Bewegung ohne Innehalten wieder sauber wird. Dann werfen Sie den Stein kraftvoll ins Wasser zurück. Wiederholen Sie die Übung und gehen Sie erst weiter, wenn das Wasser wieder klar ist.

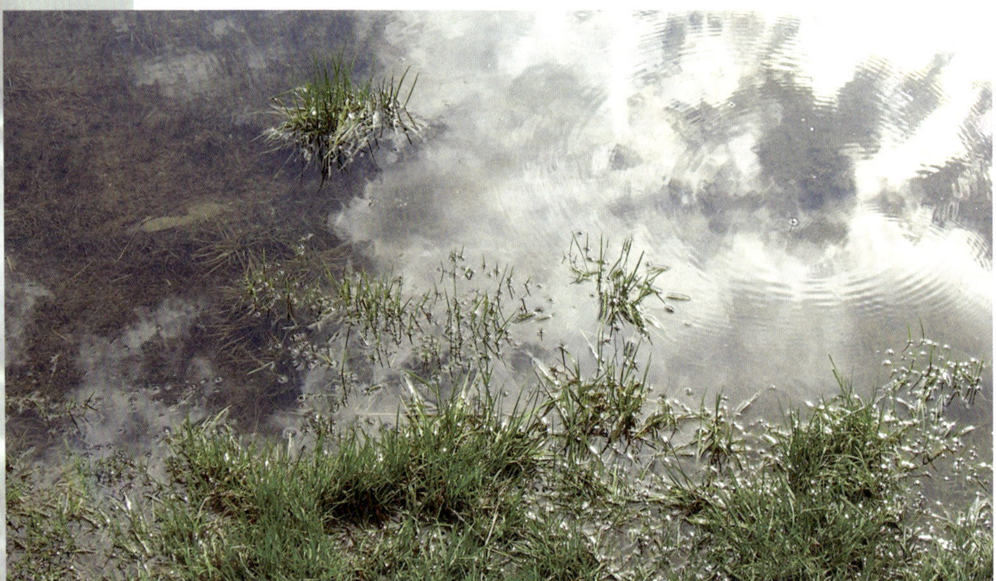

Wie die langsame Bewegung das Wasser reinigt, so werden alle unsere Zellen durch regelmäßige Bewegung gereinigt. Über die Vorstellungskraft wirkt diese gefühlvolle Übung ganzheitlich auf Körper, Seele und Geist.

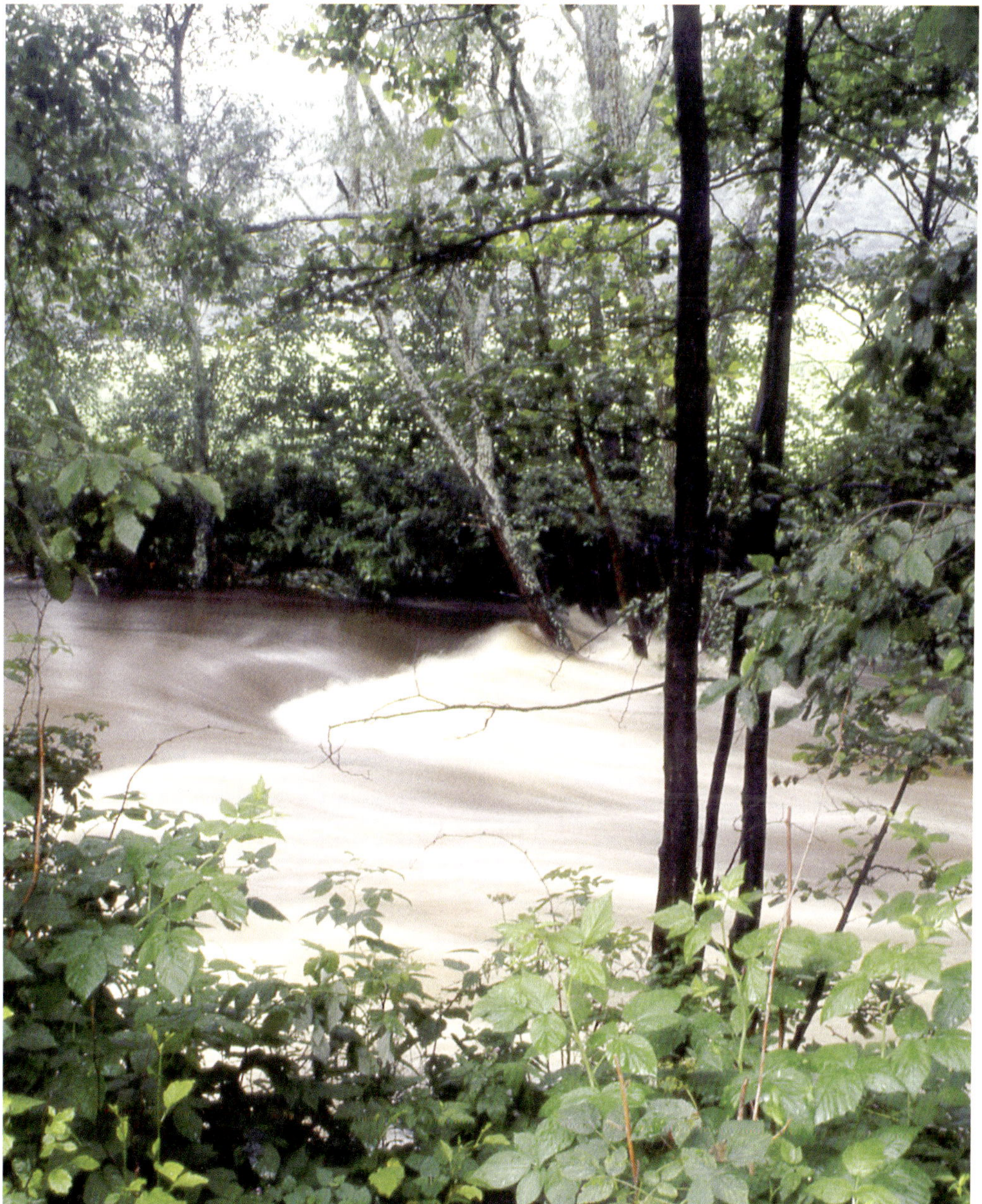

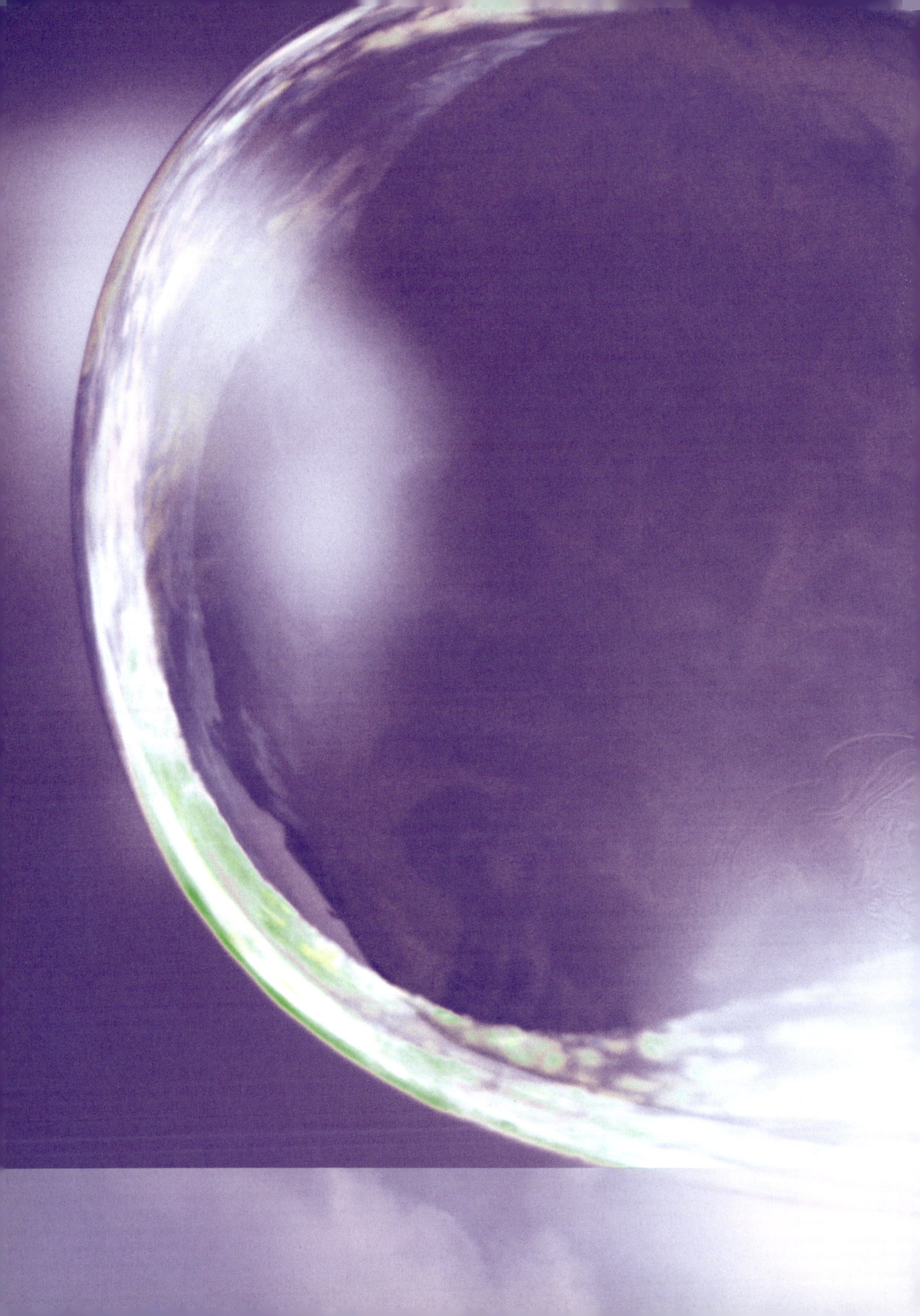

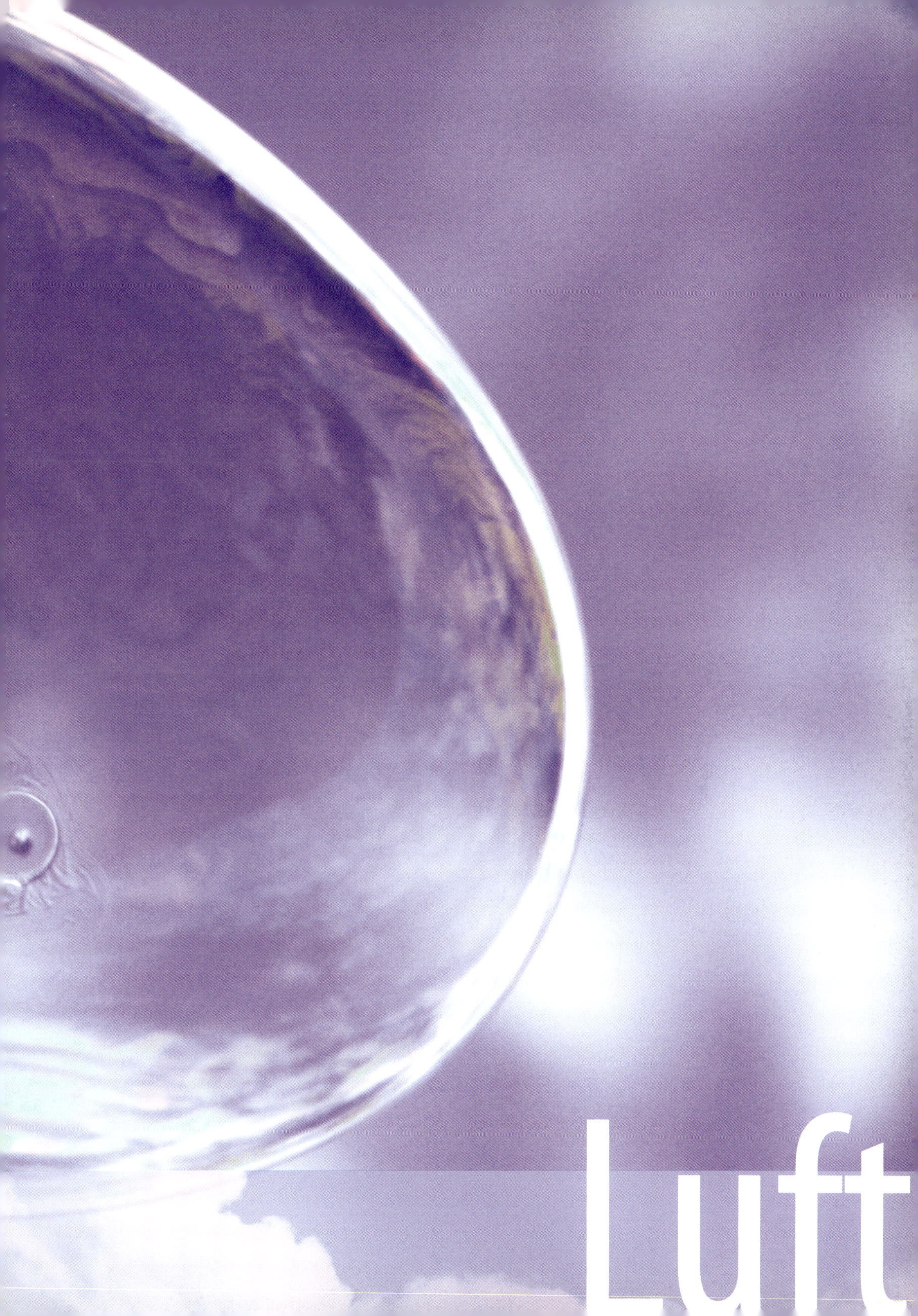
Luft

Luft

Luft
sehen wir nicht,
schmecken wir nicht,
hören wir nicht,
tasten wir nicht.

Die Gedanken sind wie Luft: schnell, nicht zu sehen, nicht zu hören und überall. Unsere Gedanken sind das Stärkste, sowohl im Mobilisieren als auch im Hemmen der Selbstheilungskräfte.

Heilende Gedanken sind messbare Wirklichkeit. Mit Ihren Gedanken können Sie aus einer Möglichkeit ein Problem und aus einem Problem eine Möglichkeit machen. So oder so wird Ihre Gesundheit von Ihren Gedanken immer beeinflusst. Unsere Gedanken beeinflussen jede Struktur in unserem Körper, seien es Herzmuskel, Gefäße, Verdauungssäfte, Knochen, Nerven etc. Messbar ist dieser Einfluss an unserem Immunsystem.

Gemessen wurde dieser Einfluss u.a. 2003 an der Universität von Wisconsin, indem sich Versuchspersonen gezielt auf schöne bzw. traurige Erinnerungen konzentrierten. Anschließend erhielten die Teilnehmer beider Gruppen Grippeimpfungen. Die Gefühlslage zeigte einen deutlichen Effekt auf die Immunreaktion. Bei den Wachrufern der schönen Erinnerungen zeigte sich eine deutlich vermehrte Antikörperbildung.

Dem Element Luft zugehörige Personen finden sich überall zurecht und sind überall zu Hause. Sie lassen sich nicht in die Enge treiben – und wenn schon, dann explodieren sie lautstark. Sie sind anpassungsfähig, verlieren aber nie ihre klaren Grundeigenschaften.

Luft entfacht das Feuer und kann es auch löschen. Luft durchmischt sich als Wirbel mit Wasser. Die Erde wird durch Luft verteilt, verdichtet und trocken.

Entsprechungen: Sauerstoff ist für uns Menschen der Anteil der Luft, den wir vom ersten Atemzug an als Energiebringer regelmäßig aufnehmen und in alle Bereiche unseres Körpers verteilen. Luft ist Transportmedium von Strahlung, von elektromagnetischen Wellen, von Radiowellen, Funk, Sprache, Musik etc. Vom Makrokosmos des Universums bis zum Mikrokosmos unserer Zellkerne kann Information und Energie der Luft wirken. Alles wirkt und alles hängt mit allem zusammen.

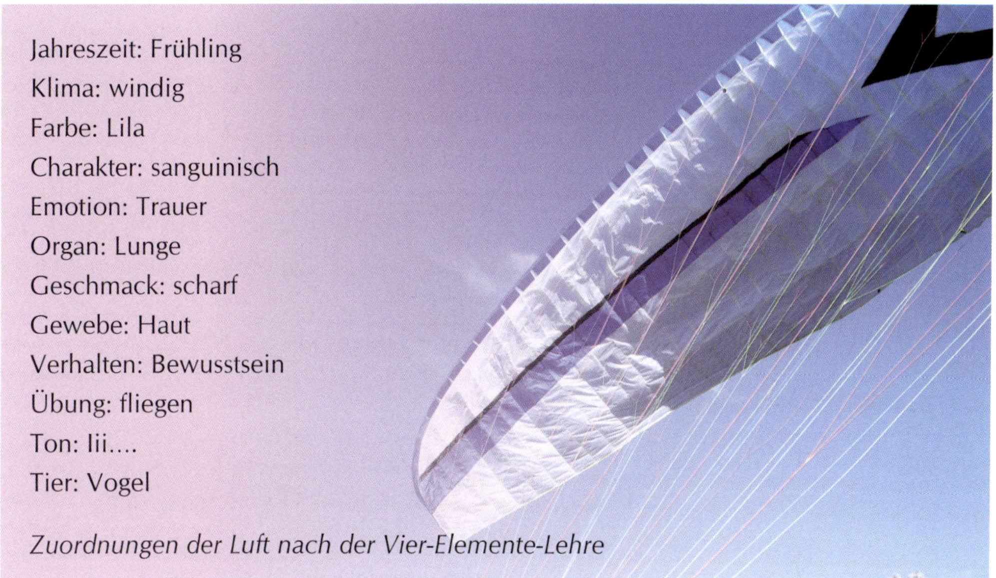

Jahreszeit: Frühling
Klima: windig
Farbe: Lila
Charakter: sanguinisch
Emotion: Trauer
Organ: Lunge
Geschmack: scharf
Gewebe: Haut
Verhalten: Bewusstsein
Übung: fliegen
Ton: Iii....
Tier: Vogel

Zuordnungen der Luft nach der Vier-Elemente-Lehre

Burn-out-Syndrom – Ohne Luft kein Feuer

Ich bin „ausgebrannt"! Eine Äußerung, die ich fast täglich von meinen Patienten zu hören bekomme. Egal ob Hausfrau, Arbeiter, Lehrer oder Manager, alle suchen das Feuer, das in ihnen brannte. Um diese Feuer wieder zum Brennen zu bringen, braucht es Sauerstoff. Brennmaterial ist meist mehr als genug angehäuft. Luft bringt in richtiger Stärke ein fast erloschenes Feuer wieder zum Brennen. Das fehlende Feuer in uns, das Burn-out-Syndrom, können wir mit Luft, also mit „Nichtstun", wieder entfachen.

Burn-out ist in aller Munde. Es gibt unzählige **Phasen- und Stadieneinteilungen**. Ein frühzeitiges Erkennen ist wichtig, um ein Ausbrennen schon im Anfangsstadium verhindern zu können.

Meist ist folgender Ablauf zu beobachten:

- Der Betroffene zeigt Begeisterung mit hohem Energieeinsatz.
- Nach den ersten Enttäuschungen kommt es zum Stillstand.
- Wegen scheinbar mangelnder Anerkennung kommt es zu Frustration,
- körperlichen Beschwerden,
- Teilnahme- und Leidenschaftslosigkeit mit gesellschaftlichem Rückzug,
- Depression,
- Energie- und Sinnlosigkeitsgefühl bis zum völligen geistigen und körperlichen Zusammenbruch.

Die **Kennzeichen** sind anfangs vielen unterschiedlichen Störungen zuzuordnen.

Körperliche Kennzeichen:	■ Herzklopfen ■ vermehrtes Schwitzen ■ Bluthochdruck ■ chronische Müdigkeit ■ Schlafstörung ■ Muskelverspannungen, Muskelzuckungen ■ Kopfschmerzen, Rückenschmerzen ■ Schwindel ■ Engegefühl im Brustkorb
Psychische Kennzeichen:	■ Reizbarkeit ■ Isolation ■ Ungeduld ■ Suchtverhalten (Ess-, Rauch-, Trink-, Kauf-, Magersucht)
Geistige Kennzeichen:	■ Ruhelosigkeit ■ Merkfähigkeitsstörung ■ Konzentrationsschwäche ■ Entscheidungsschwäche ■ zwanghaftes Denken

Empfehlungen und Hilfen gibt es viele, was in der Medizin schon immer ein Zeichen von fehlender Eindeutigkeit und Effektivität ist. Nach Sonneck ist eine Balance von Challenge, Commitment und Control im Berufsalltag eine weitgehend sichere Vorsorge, dass einem nicht die Luft ausgeht. Der Alltag sollte eine gewisse Herausforderung sein, man sollte das, was man tut, gerne machen und sich dabei selbst unter Kontrolle haben und nicht kontrolliert sein.

Burn-out gab es immer schon. Bei den Quechua-Indianern Südamerikas bedeutete Ausgebranntsein den Verlust der sogenannten kleinen Seele. Als Hilfestellung wurde die Person von allen Pflichten befreit und vom Medizinmann betreut. Klingt sehr neuzeitlich.

Die elementare Heilkraft empfiehlt Pausen und Luftholen. Das sind Übungen des Bewusstseins, der Stille, des persönlichen Lebensrhythmus und der Zeit.

Luft ist in uns und um uns. Die wirkungsvollste Form einer **Übung mit Luft** und gleichzeitig **„Nichtstun"** ist die Beobachtung. Beobachten Sie zuerst Ihre Atmung. Spüren Sie Ihr Ein- und Ausatmen. Folgen Sie aufmerksam Ihrem Atemrhythmus. Versuchen Sie Ihre Atemzüge zu zählen, ohne sich von Gedanken ablenken zu lassen. Beobachten Sie, wie sich die Luft in Ihnen mit der Luft um Sie herum vermischt. Das ist eine sehr einfache, aber sehr effektive Übung des „Nichtstuns", die Sie fast überall und unbemerkt jederzeit üben können. Es handelt sich um eine Übung in Anlehnung an eine buddhistische Meditationstechnik. Eine Übung, die die Flamme in Ihnen neu entzünden wird, wenn Sie ausgebrannt sind – und dies nach dem einfachen elementaren Grundgesetz, dass Feuer Luft ebenso benötigt wie wir die Luft zum Atmen (erste Übung gegen Burn-out-Syndrom).

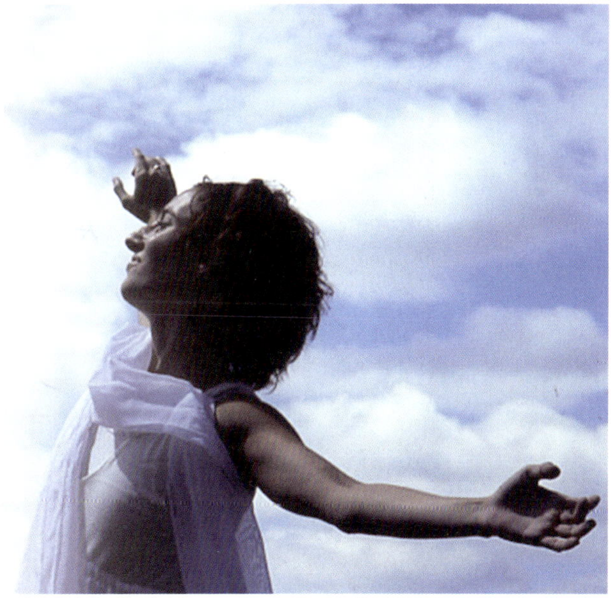

Unruhe bringt jedes Feuer zum Erlöschen. Wenn Sie ein brennendes Zündholz schnell bewegen, wird die Flamme erlöschen, bevor Sie das große Feuer damit entzündet haben. Eine kleine Flamme braucht Ruhe, um nicht auszubrennen. Ein kluger Geist bemerkte treffend: Man hat uns die Stille gestohlen. **Finden wir die Stille** wiederholt, können wir jedes kleine Feuer in uns zur großen Begeisterung wachsen lassen. Es ist wiederum eine Übung des **„Nichttuns"**.

Stille kann sehr zur Heilung eines Menschen beitragen. Versuchen Sie so oft wie möglich, der Lärmbeschallung des Alltages zu entkommen und auf ruhigen Spaziergängen „die Stille zu hören" (zweite Übung gegen Burn-out-Syndrom).

Der Nobelpreisträger Robert Koch bemerkte „voraushörend" bereits 1905: *„Eines Tages wird der Mensch den Lärm ebenso bekämpfen müssen wie die Cholera und Pest"*. Lärm setzt die Stresshormone Adrenalin und Cortisol frei. Diese verursachen eine Blutdruckerhöhung und Gefäßverengung, was nachgewiesenermaßen die Herzinfarktrate erhöht.

Luftheilübung: Fliegen in vier Himmelsrichtungen

Das Element Luft ist das Reich der Vögel, in das der Mensch seit Ikarus und Daedalus mit mehr oder weniger großem Erfolg einzudringen versucht. Der erste Sprung aus größer Höhe bringt ein Gefühl des Fliegens und gleichzeitig die Erkenntnis: Die Luft bietet uns zu wenig Halt, um uns frei in ihr bewegen zu können. Es bleibt uns der Griff zu Hilfsmitteln, um zu fliegen, oder Träume, in denen Fliegen immer sehr wirklichkeitsnahe ist. Mit der Luftheilübung lernen wir Fliegen mit der Leichtigkeit unserer Vorstellungskraft.

Wir stehen locker, beide Füße parallel, knapp nebeneinander. Sanft heben wir die Arme und Hände neben dem Körper nach oben und senken sie danach wie ausgebreitete Flügel, als ob wir den Widerstand der Luft spüren. Gleichzeitig strecken wir das rechte Bein nach hinten und legen den ganzen Rumpf nach vorne. In der Endphase dieser waageähnlichen Haltung senken wir den Blick zum Boden, legen die Arme locker am Körper an und strecken die Zehenspitzen wie einen Vogelschwanz nach hinten. In dieser ausbalancierten Haltung schweben wir mit Blick auf den „weit entfernten" Untergrund. Beim Hochheben der Arme atmen wir ein, im Schweben aus. Danach stellen wir das rechte Bein Ferse an Ferse neben das Linke, jedoch so gedreht, dass wir in eine andere Himmelsrichtung blicken. In diese Richtung wiederholen wir unsere Flugübung und schreiten weiter, bis wir in alle vier Himmelsrichtungen geflogen sind und wieder in der Ausgangsposition „landen".

Die Bewegung imitiert den eleganten und in sich kraftvollen Flügelschlag eines großen Vogels. Wie beim Landen senken sich die Arme und werden, mit dem Nachhintenstrecken des Beines, an den Körper angelegt. In dieser Balancehaltung verweilen wir wie der Vogel beim Segeln.

Die Atmung bestimmt den Bewegungsrhythmus und somit wird es unser ganz persönlicher Flug. Beim Einatmen die Arme hochheben, beim Ausatmen die Arme senken und an den Körper anlegen.

Die Vorstellung ist das Fliegen wie ein großer Vogel. Vom Anfang bis zum Ende der Übung denken wir uns hoch in den Lüften, schwebend fliegend. Wir spüren die Luft um uns und blicken von weit oben auf die Erde.

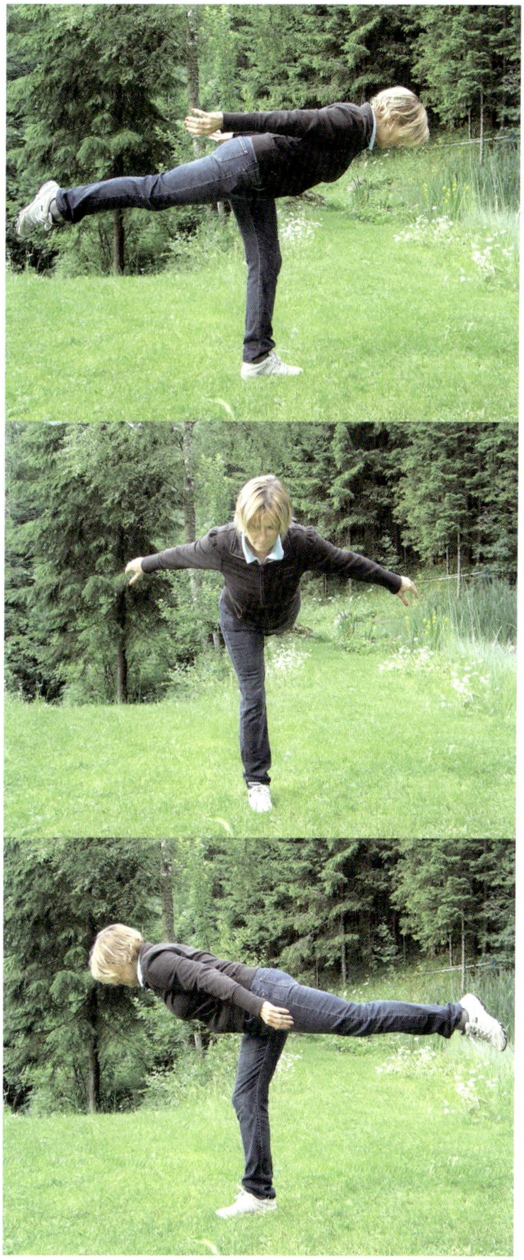

Heilende Laute

An einem wunderschönen Wintertag sah ich einen alten Mann mit seinem Enkel, die gemeinsam eine schneebedeckte unberührte und in der Sonne glitzernde Waldlichtung betraten. Der Mann stellte

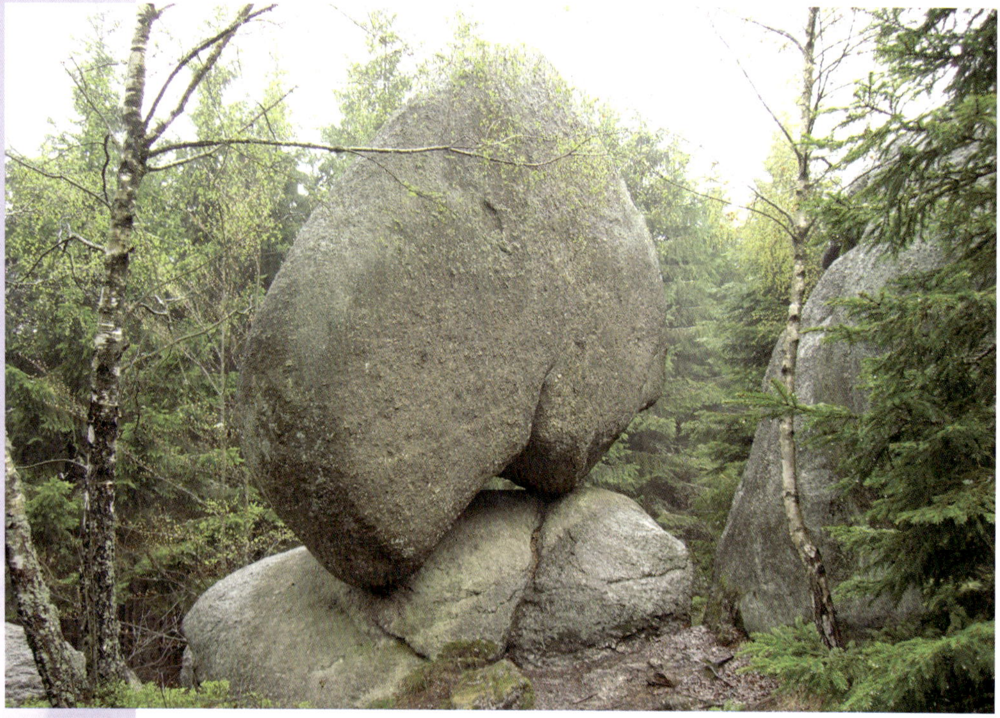

sich – von der Schönheit der Landschaft begeistert – hin und stieß ein lautes wohlklingendes „Aaa...“ aus. Dieses „Aaa...“ erzeugte in seinem Körper und für seine Umgebung eine Vibration, die eine harmonische selbstheilende Schwingung bewirkte. Der Oberton „Aaa..“ entspricht dem Element Feuer, dem Organ Herz und dem Geist.

Die Vibration der kleinen Stimmbänder versetzt über unsere Resonanzräume (Nasennebenhölen und Brustraum) unseren ganzen Organismus in Schwingung. Diese Schwingungen sind eine sanfte Massage von Muskeln, Gelenken, Knochen und allen inneren Organen. Diese Schwingung wirkt heilend auf jede einzelne unserer Körperzellen.

Ebenso verrät der Schwung in unserer Stimme vieles über unseren Gemütszustand.

Wir können die Vibration der Töne selbst hervorrufen und zur Mobilisierung unserer Selbstheilungskräfte nutzen. Obertonhören befähigt uns, den kosmischen Klang hinter dem vordergründigen Klang zu hören.

Obertöne singen
mag kompliziert klingen,
ist jedoch einfach zu vollbringen
und über Schwingung und Klang
für unser Wohlbefinden wie Yin und Yang.

Sie können die wohltuende Schwingung in Ihnen durch ein wenig Üben leicht erzeugen und – wenn einmal gelernt – jederzeit abrufen. Stellen Sie sich locker hin, das Gewicht auf beide Beine annähernd gleichmäßig verteilt, und produzieren Sie einen Ton. Sagen oder singen Sie einfach „Aaa..“ Atmen Sie dabei sanft aus, schließen Sie die Augen und hören Sie auf den Klang. Er soll für Sie wohltuend und klar sein. Sind Sie mit Ihrem „a“ zufrieden, halten Sie den Ton aus und lassen ihm sanft ein „Ooo..“ folgen. Wechseln Sie fließend zwischen beiden Tönen und Sie werden Obertöne singen, hören und spüren. Anfangs spüren Sie die Vibration im Kopf, später im ganzen Körper.

„Aaa…“ = Freude – Herz – Geist – Liebe

Zeit wie Luft

Wir haben die Uhr,
Naturvölker haben Zeit.

Zeit ist wie Luft. Wir bemerken beide erst dann, wenn sie uns ausgehen, wenn sie knapp werden.

Wir leben in der Zeit und mit ihr. Die Zeit steht still, während wir vergehen. Mit dem Bewusstsein des Vergehens gestalten wir unsere Zeit anders. Wir erlauben uns mehr Jetzt. Wie schon Goethe den Wunsch niederschrieb: „Verweile doch du Augenblick!“

Jeder von uns lebt in seinem individuellen Zeitkreis.

Meine These mit Wirkung auf den Lebensinhalt ist, jeder lebt in seiner individuellen Zeitkugel inmitten von Zeitkugeln unserer Umwelt. Jeder

Mensch hat eine Zeitkugel zur Verfügung. Diese Kugel beinhaltet gleichzeitig Jetzt, War und Wird. Wie lange jemand in dieser lebt, hängt von äußeren und inneren Bedingungen ab. Wie sein Zeitempfinden für die Aufenthaltsdauer in diesem Kreis ist, hängt von Lebensinhalt und Einstellung ab.

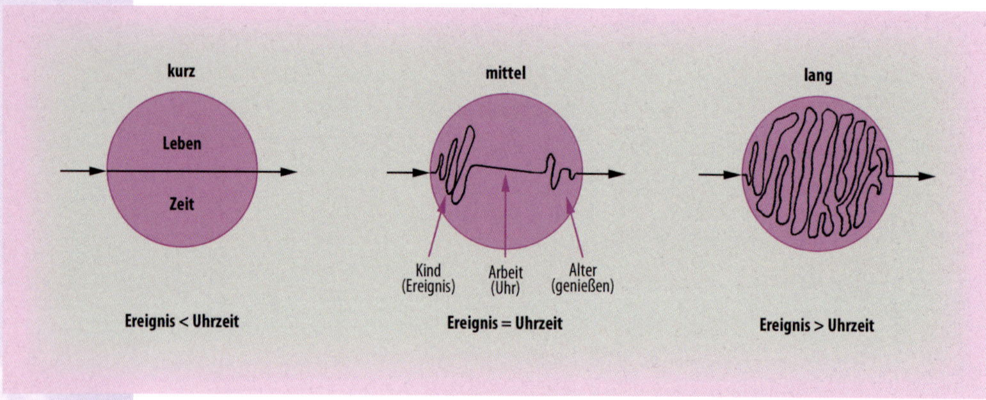

30 Sekunden können wie die Ewigkeit sein, wenn man auf eine lebensentscheidende Information warten muss. 30 Tage können wie Sekunden verfliegen, wenn man eine langwierige Arbeit termingerecht erledigen will.

Die Hauptfaktoren des Zeitempfindens sind Uhrzeit und Ereigniszeit, und die können wir mitgestalten. Beobachten wir Vorschulkinder oder Verliebte, so erfahren wir viel über die Ereigniszeit. Beobachten wir Manager, insbesondere im Bankenbereich, erfahren wir die Bedeutung der Uhrzeit. Um unser Zeitempfinden gesund zu gestalten, blicken wir genau auf den Ausschlag des Zeigers, und zwar des Zeigers einer guten alten Balkenwaage.

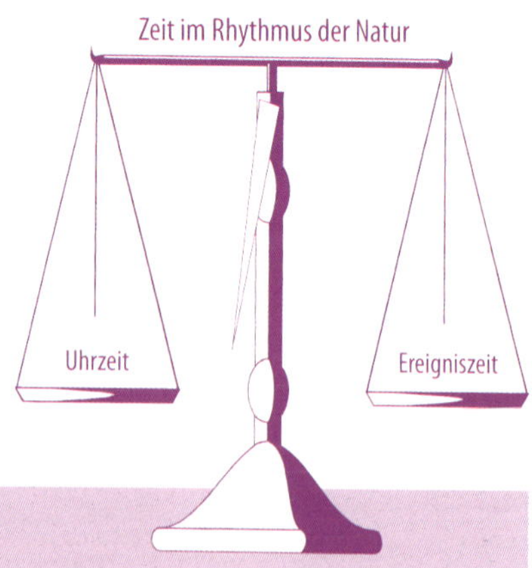

Die Waage misst die Zeit unseres Lebensinhaltes.

Biologische Zeit – „Innere Uhr“

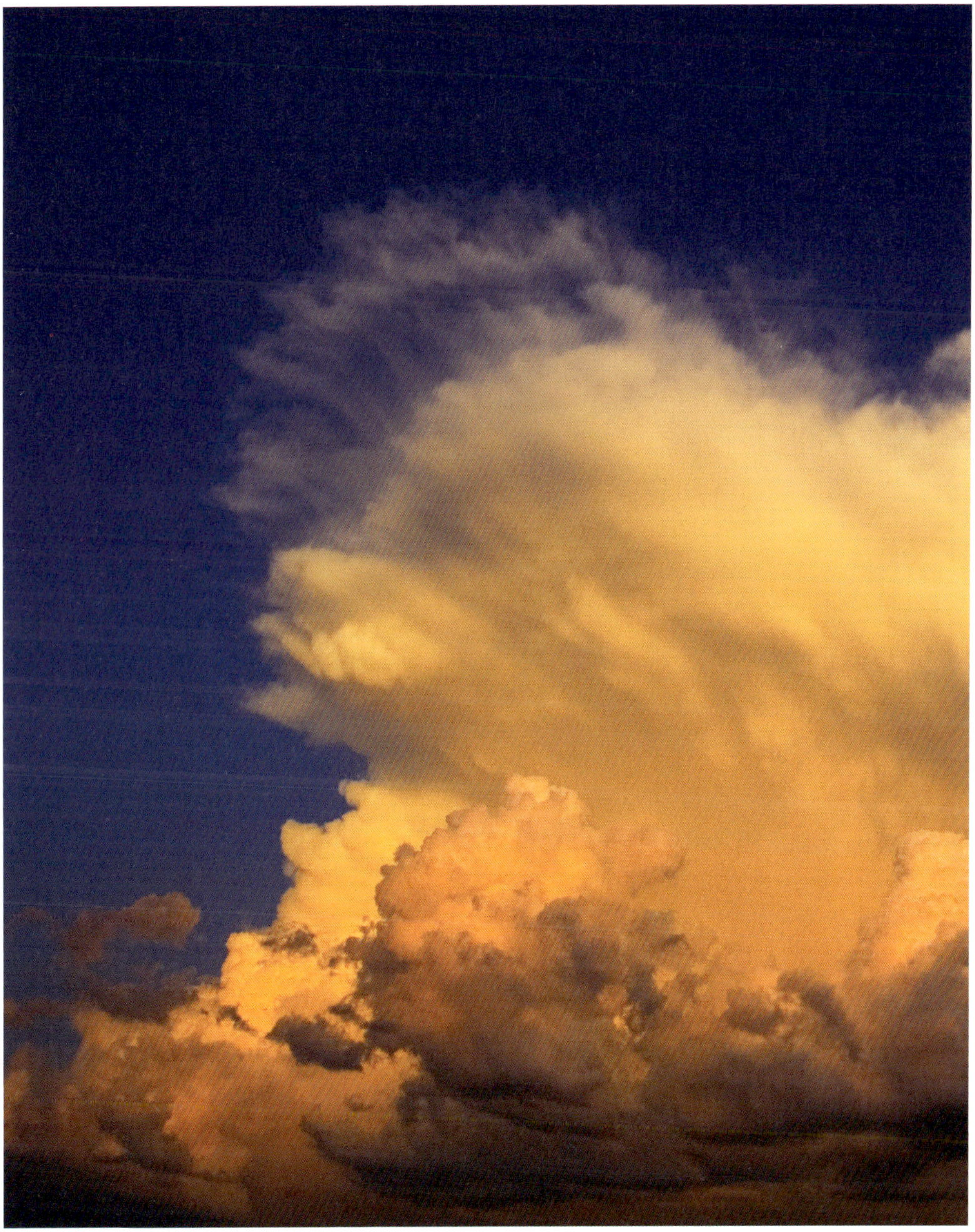

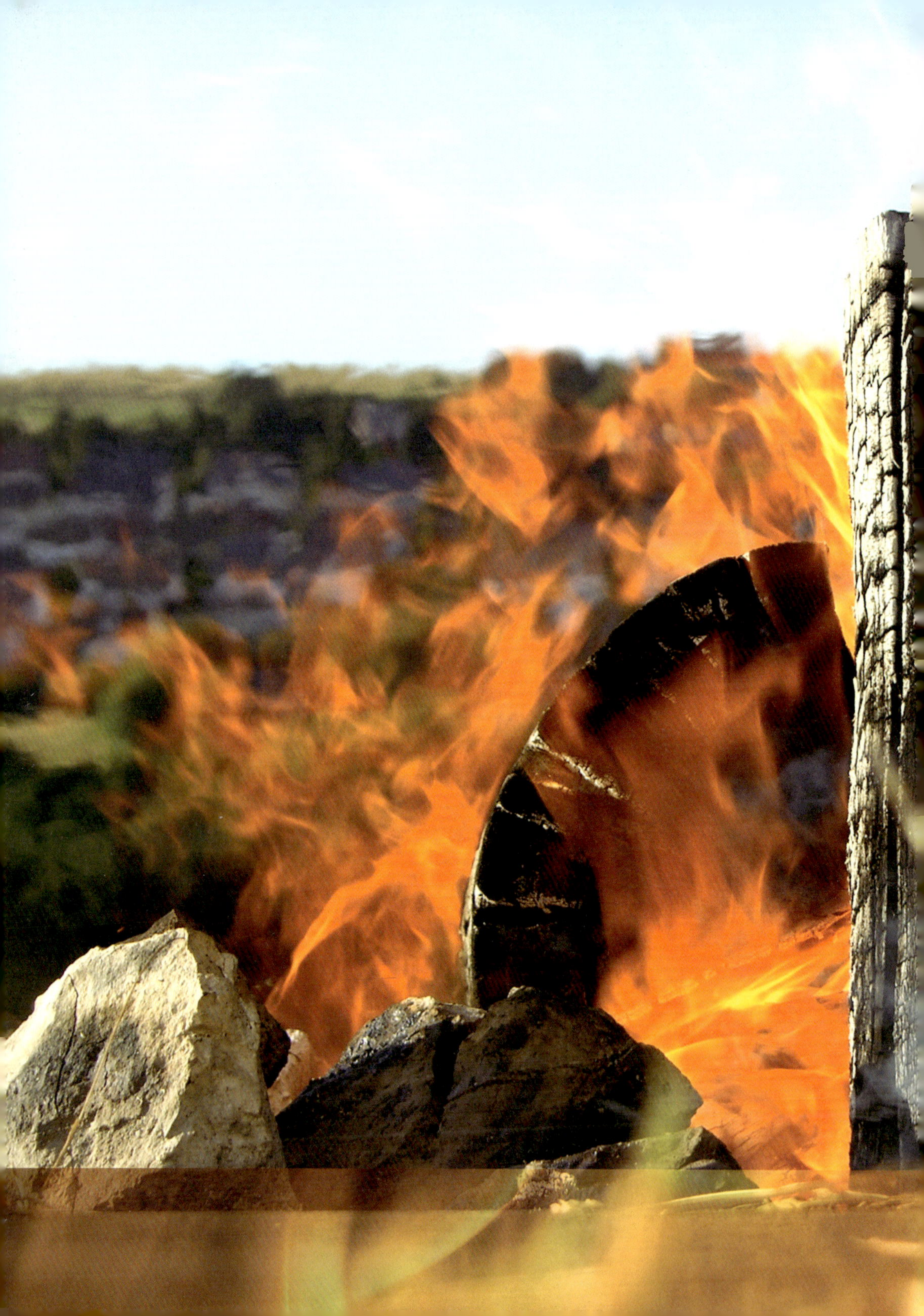

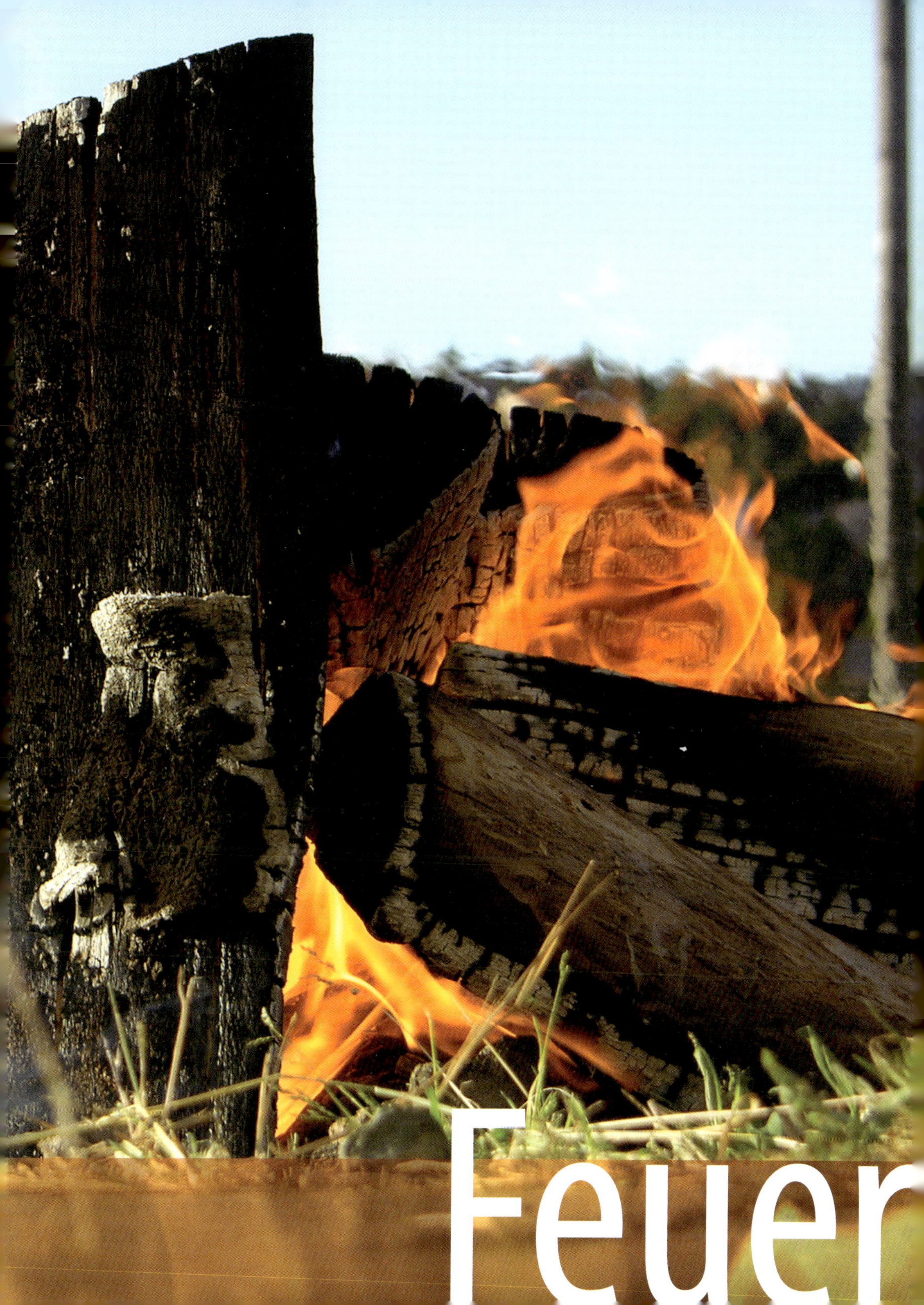

Feuer

Feuer

Love is a burning thing.
A burning ring of fire.

Johnny Cash

Dem **Feuertyp** zugeordnete Personen zeigen wachen Geist, sind von rascher und heller Auffassungsgabe und offen für Neues. Wie die Flamme streben sie nach oben. Ihre Sprache ist voller Emotion und eindeutig. Sie können wärmende Freude ausdrücken und hitzig in Diskussionen sein. Unter Druck gesetzt reagieren sie explosiv. In der Bewegung lieben sie das Schwungvolle, Ausladende bis zur glühenden Erschöpfung.

Entsprechungen: Alles hängt mit allem zusammen. Den reichsten Erfahrungsschatz der Zusammenhänge von Mensch und Natur zeigt uns die

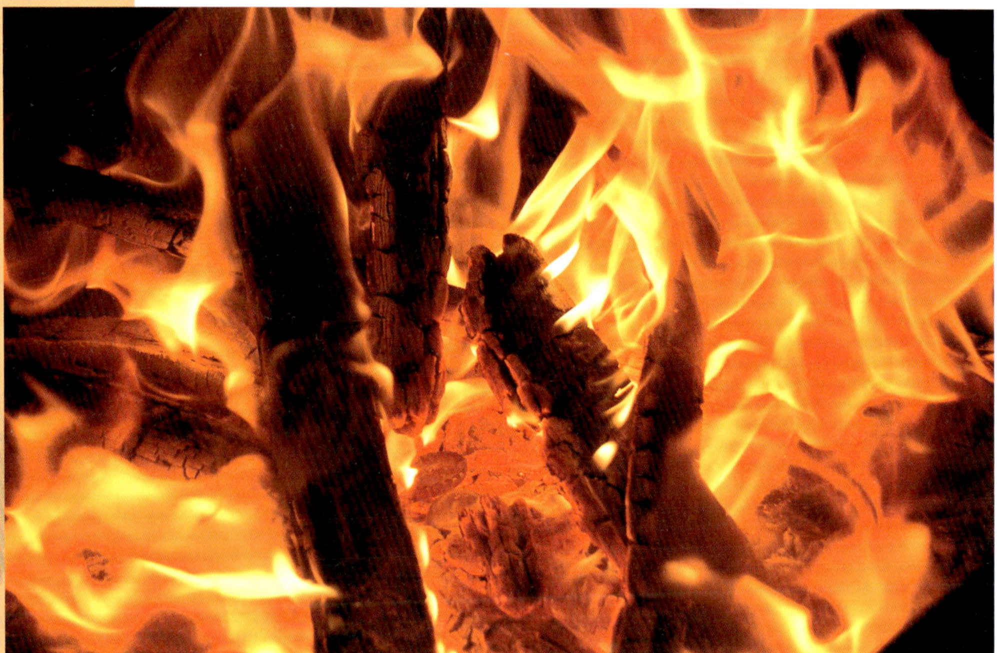

Traditionelle Chinesische Medizin. Seit der Messbarkeit der Photonen ist die Tatsache, dass alles mit allem zusammenhängt, auch für unser rationales Denken greifbarer geworden.

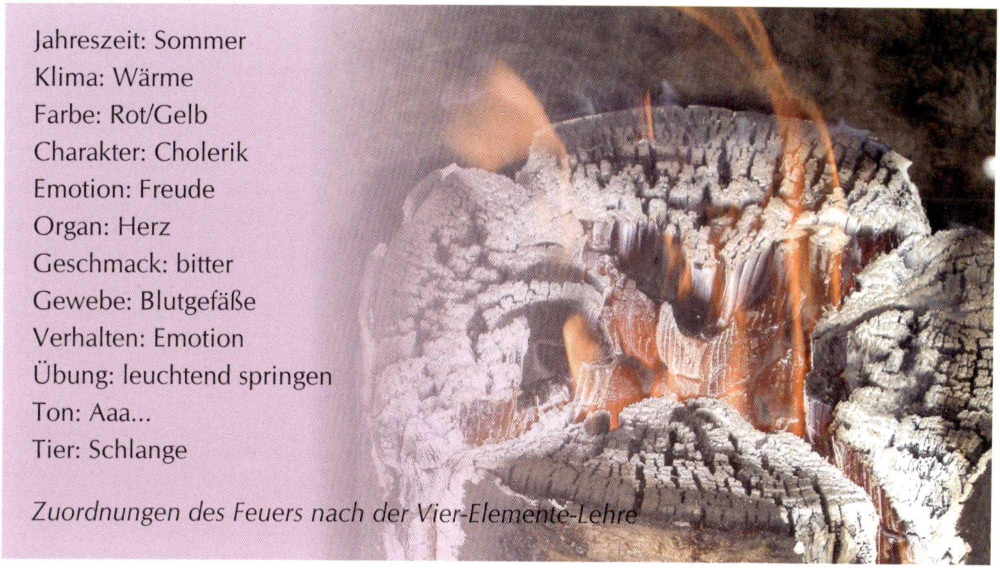

Jahreszeit: Sommer
Klima: Wärme
Farbe: Rot/Gelb
Charakter: Cholerik
Emotion: Freude
Organ: Herz
Geschmack: bitter
Gewebe: Blutgefäße
Verhalten: Emotion
Übung: leuchtend springen
Ton: Aaa...
Tier: Schlange

Zuordnungen des Feuers nach der Vier-Elemente-Lehre

Feuer ist Licht – Licht ist Freude

Licht steuert unsere innere Uhr. Unser Hormonsystem hat sich dem rhythmischen Wechsel von Hell und Dunkel über Jahrtausende angepasst. An einem hellen Sommertag sind wir mit 100.000 Lux beleuchtet. An einem trüben, wolkenverhangenen Tag umgeben uns immer noch 10.000 Lux Helligkeit. In einem gut ausgeleuchteten Büro haben wir eine (schlafanregende) Beleuchtung von allemal 500 Lux.

Das schlaffördernde Hormon Melatonin wird bei Dunkelheit vermehrt produziert. Daher schlafen wir in gut abgedunkelten Räumen besser. Bei schlechter Beleuchtung z.B. während eines Diavortrages schlafen wir, nicht immer, aber auch, wegen des gedämpften Lichtes leicht ein. An einem hellen Sommertag werden wir oft überschwänglich gestimmt, da Hormone wie Serotonin und Noradrenalin als Stimmungsaufheller vermehrt produziert werden.

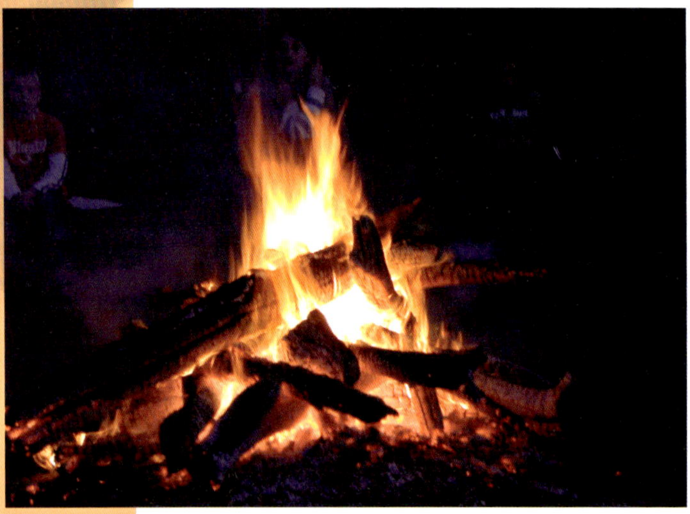

Bei einem offenen Feuer können wir stundenlang in gemütlicher Runde stimmungsvoll verweilen. Die Helligkeit des Feuers und das ruhige Verweilen unseres Blickes in die sich immer wieder erhellende Glut bringen uns in harmonische Stimmung. Wer ein offenes Feuer bewusst und regelmäßig genießt, vermehrt seine stimmungsaufhellenden Hormone.

Die sogenannte saisonale Depression, die vor allem am Ende der dunklen Jahreszeit auftritt, ist bedingt durch Mangel an Lichtreizen. Die Wissenschaft fordert ein Minimum von 2500 Lux, um unsere positiven Botenstoffe im Gehirn zu beeinflussen – und das mit einer Dauer von einer halben Stunde mehrmals in der Woche. Um in der dunklen Jahreszeit nicht zu viel

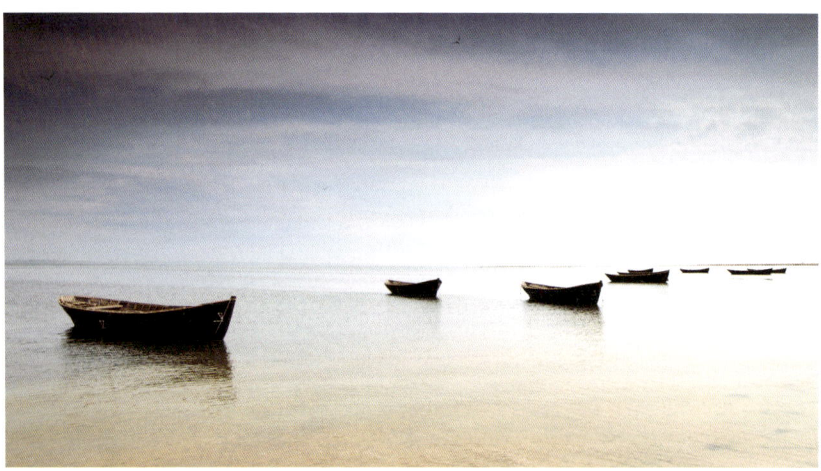

Feuerholz aufzubrauchen, können wir uns auch die Helligkeit von Schnee und helle Wasseroberflächen zu Nutze machen. Die natürliche Helligkeit können wir bei dem täglich einzuplanenden Aufenthalt im Freien in uns wirken lassen.

Lichtrhythmus ist Lebensrhythmus

In der Natur spielt sich alles in Rhythmen ab. Von der Bewegung der Planeten im Universum bis zu unseren Körperzellen hat jedes seinen Takt und hängt ständig mit anderen Rhythmen zusammen. Es gibt keine exakten Wiederholungen. Jeder Atemzug, jeder Herzschlag, jede Wasserwelle, jede Windböe und jedes Wachstum ist neu und einzigartig. Diese Variabilität und diese Einzigartigkeit kennzeichnen den Rhythmus des Lebens.

Unser Lebensrhythmus ist genetisch fixiert ein Circadianer (= Tagesrhythmus). Jede Zelle folgt in ihrem Takt diesen Rhythmus. Die Abstimmung der einzelnen Zellfunktionen und Organrhythmen aufeinander erfolgt hormonell über die Vermittlung von Nervenbahnen, bestimmt seit Jahrmillionen durch den Wechsel von Tag und Nacht.

In unserem Körper bewegt sich alles im Rhythmus, alles schwingt. In Millisekunden schalten unsere Nervenimpulse, in Sekunden unser Herzschlag und Atemrhythmus, in Tagen unser Schlafrhythmus, in Monaten unser Fortpflanzungsrhythmus und in Jahren unser Wachstum. Alle Rhythmen werden automatisch aufeinander abgestimmt.

Wir werden in unserer Gesundheit von allen rhythmischen Bewegungen beeinflusst, aber auch wir können alle Rhythmen beeinflussen und so zur Mobilisierung unserer Selbstheilungskräfte nutzen.

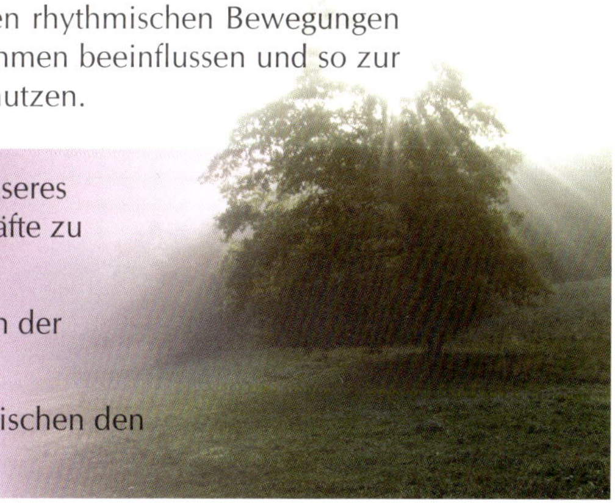

Können wir die natürlichen Rhythmen unseres Organismus nutzen, um Selbstheilungskräfte zu mobilisieren? Wir können!

Die Schwungkraft jeden Rhythmus liegt in der Pause.

Die Pausen sind die stillen Abschnitte zwischen den lauten Schlägen unseres Lebens.

Biologische Rhythmen

Umwelt/Macro

Jahresrhythmus	Sonne	Wachstum – Involution
Monatsrhythmus	Mond	Reproduktion (fruchtbar – unfruchtbar)
Wochenrhythmus		Regeneration, Heilung
Tagesrhythmus	Sonne	Assimilation – Dissimilation Schlafen – Wachen Körpertemperatur – Hormonproduktion Speicherung – Ausscheidung
Stundenrhythmus		Aktivierung – Deaktivierung Tonussteigerung – Tonusabnahme (glatte Muskulatur)
Minutenrhythmus		Kreislauf, Peristaltik
10-Sekundenrhythmus		Atmung Motorik, Fortbewegung (EMG)
Sekundenrhythmus		Herzschlag (EKG) Gehirntätigkeit (EEG) Flimmerorgane Nervenaktion (NLG)

Innenwelt/Micro

Kraft der Pause

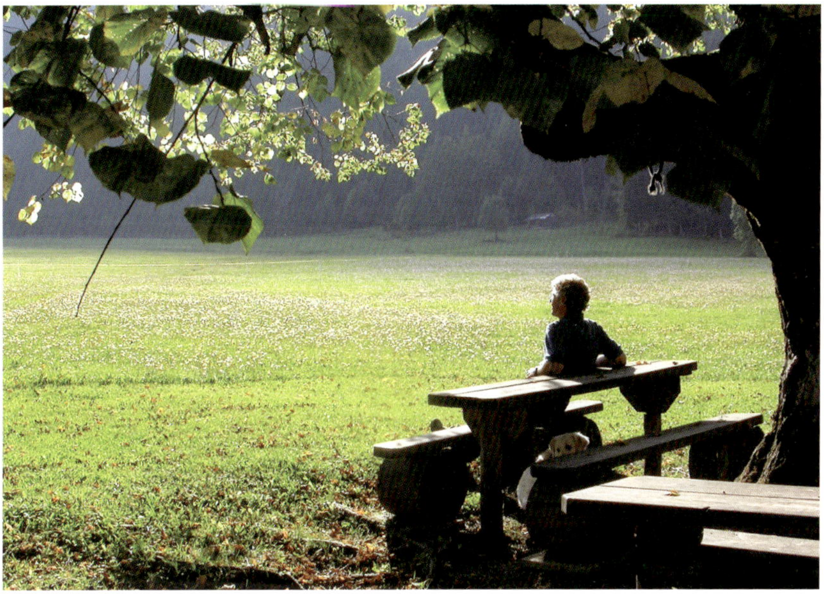

Einige unserer Sinnesorgane sind überlastet, einige werden zu wenig gefordert. Ein Gleichgewicht in der Belastung der Sinnesorgane würde Sinn machen und unserer Gesundheit und unserer Umwelt gut tun.

Vor allem von optischen und akustischen Reizen werden wir unbewusst überflutet. Für diese Sinne gilt es, Auszeiten zu finden.

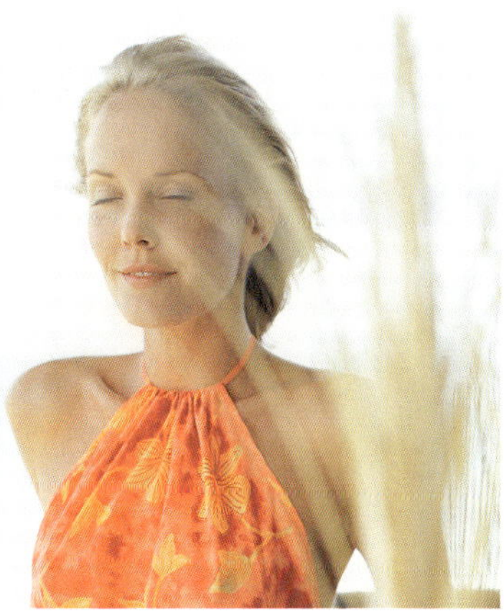

Augen schließen bringt Weitblick: Auch wenn nicht in jeder Situation ratsam, dafür sehr leicht zu praktizieren ist das Ausschalten der Sehreizüberflutung. Die optischen Eindrücke wirken nicht nur auf die Augen, sondern auf den ganzen Organismus. Vor allem bei Aufenthalt in der Großstadt, nach ermüdenden Einkaufstouren, nach langen Autofahrten und bei Computerarbeiten wirkt die folgende Übung regenerierend.

Wir schließen die Augen und erfahren nur noch Hell und Dunkel. Wir halten die Augen bewusst für drei Atemzüge geschlossen. Wir können diese einfache Übung wiederholen und es wirkt wie Meditation.

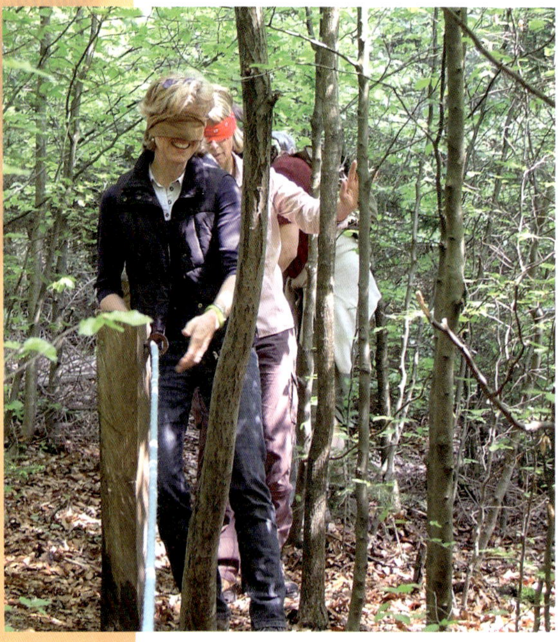

Mit Freude die Augen öffnen

Nehmen Sie mit geschlossenen Augen die Geräusche in Ihrer Umgebung wahr. Wenn Sie glauben, dass Sie Ihre Augen öffnen müssen, halten Sie sie weiterhin geschlossen und heben Sie die Arme schützend vor den Kopf. Nun gehen Sie langsam vorwärts, mit jedem Schritt sicheren Untergrund ertastend, bis Sie irgendwo anstehen. Dann öffnen Sie die Augen.

Die korrekte Ausführung der Bewegungen übt Sie im Nachgeben, der Bewegung des Friedens. Regelmäßiges Üben führt Sie zur inneren Harmonie, deren Ausdruck das Lächeln ist. Üben Sie lächelnd versunken in die unermessliche Kraft der Elemente.

„Mit Freude die Augen öffnen“, ist eine fortgeschrittene Übung für den Gesichtssinn. Eine Übung für viele voller Überraschung und für Gruppen unterhaltsam, spannend und lustig.

Einen Mangel an Reizen erfährt unser Tastsinn. In ihm liegt die größte Reserve in der Mobilisierung der Selbstheilungskräfte. Die größte Reserve, weil von der Mitte unseres Lebens bis ins hohe Alter wenig davon „verbraucht“ wird.

Dazu ein kleiner Ausflug in einzelne Lebensabschnitte.

Intensiven Kontakt erfahren wir als Säugling mit der Haut der Mutter, durch Pflegen, durch Tragen und vor allem durch Streicheln.

Streicheln ist mit der Hand weitergegebenes Lächeln. Es wirkt über Reflexbahnen des vegetativen Nervensystems, fördert die Durchblutung, stärkt das Immunsystem, reguliert das Hormonsystem und beruhigt den Geist.

In der Pubertät werden diese Streicheleinheiten oft plötzlich einseitig unterbrochen. Es folgt ein mehr oder weniger langer Lebensabschnitt der Berührungsarmut. Dann folgen die ersten sexuellen Berührungsversuche. Sie beginnen mit „Händchenhalten" und sind für den Körper Hochspannung. Hochspannend sind ebenso die Reaktionen des vegetativen Nervensystems: hochrot, heiß, Gedanken, die von einer flammenden Unruhe getrieben werden. Die ersten bewusst erfahrenen Berührungen sind eine Reise über die gesamte Körperoberfläche mit überraschend entdeckender, reizvoller, wohliger Selbst- und Fremderfahrung. Das bewusste Berühren und Berührtwerden bringt intensive Bewegung in unseren suchenden Körper.

Im Laufe unseres geschäftigen Lebensabschnitts des Schaffens beschränkt sich unsere Berührung mit der Außenwelt oft auf einen Händedruck. In der Mitte der Handfläche liegt der Akupunkturpunkt „Laogong", dessen Aktivierung angeblich den Geist beruhigt. So kann ein Händedruck viel Gefühl beinhalten, sowohl im Geben als im Nehmen.

Im Alter ist unsere Hautoberfläche durch charakterisierende Faltung in Täler und Berge größer geworden. Das Bedürfnis nach Berührung ist groß, jedoch sind die vielen Berührungspausen zu lang. Viele zeigen in diesem Lebensabschnitt ihre Sehnsucht nach Berührung in der Häufung von Mas-

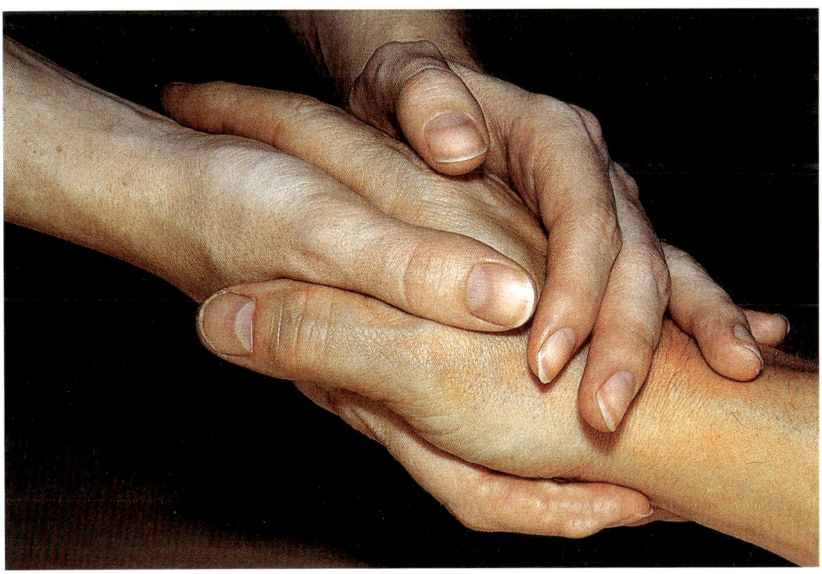

sageterminen. Für ein Streicheln braucht es keinen Spezialisten, es genügt ein wenig Luft, um das Feuer für Berührung zu schüren. Dieses Feuer der Zuneigung ist die liebevolle Berührung. Eine Be-Hand-lung im ureigenen Sinn des Wortes, die weit über den Moment der Berührung hinaus die Selbstheilungskräfte stärkt.

Die Kraft jeder Bewegung liegt in der Pause, im Luftholen für weitere Bewegung. Das Beispiel der Natur ist der Wind. Es ist die Ruhe vor dem Sturm. Das zentrale Beispiel in uns ist das Herz mit seinen Schlagpausen für die Füllung. Die Pause bestimmt den Kraftgewinn und die Leistungssteigerung. Ich empfehle eine Übung, die in jedem Alltagsablauf Platz und Zeit findet.

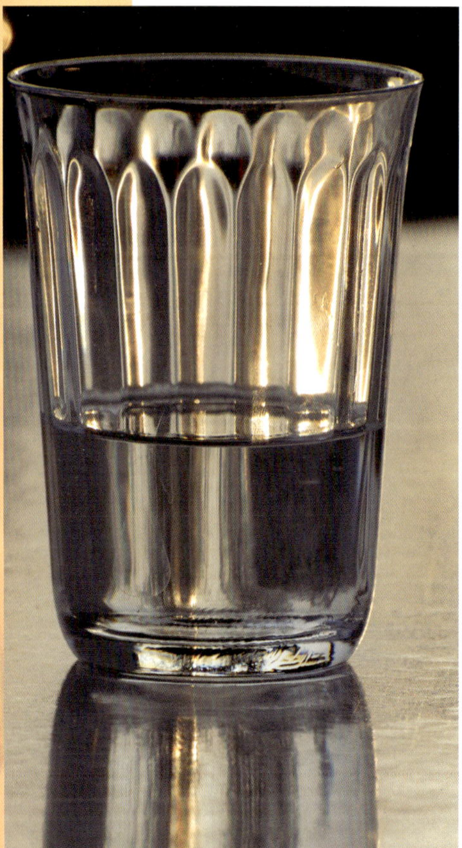

Das Prinzip der Übung ist: **Langsam macht schnell.** Bei der Arbeit, im Sport, bei musischen Aktivitäten liegt die Leichtigkeit und Qualität in der bestens geübten Technik. Die Technik lernen wir durch langsames Wiederholen. Die Zeit, die Sie für das langsame Üben brauchen, wird Ihnen vielfach wiedergegeben. Die Alltagsübung ist lachhaft einfach, kann aber bis zu höchstem Schwierigkeitsgrad gesteigert werden. Überlebenswichtig ist es, Wasser zum Mund zu bringen. Heben Sie ein Trinkglas von einer Unterlage und führen Sie es langsam zum Mund. Versuchen Sie sich selbst in der Langsamkeit der Bewegung zu übertreffen, ohne dass die Bewegung zum Stillstand kommt. Jede Alltagsbewegung lässt sich langsam ausführen. Führen Sie die Bewegung auch mit geschlossenen Augen durch, so intensiv, dass Sie auch ohne sich zu rühren diese Bewegung in Ihrer Vorstellungskraft spüren. Jede Alltagsbewegung lässt sich langsam ausführen und kann so geübt werden. Sie werden immens viel spüren. Langsamkeit wird Ihnen Schnelligkeit geben. Die Luft, die Sie in der Langsamkeit dieser Übung einsparen, wird wie wärmendes Feuer in Ihnen sein.

Vitamin L

Liebe

Feuer ist wie das Glühen der Liebe. Liebe mobilisiert die Selbstheilungskräfte am stärksten. Als Paul McCartney gebeten wurde, die Botschaft der Beatles in einem Satz zusammenzufassen, sagte er: *„All you need is love!"*

Auch der Apostel Paulus wusste: *„...doch ohne Liebe wäre alles nichts ..."*

Wiederum geht es um Alltagsaktivitäten. **Mit Liebe bei der Sache sein**, ist der grundlegende Inhalt dieser Nachricht. Schaffen wir es, Lebendigem, also Menschen, Tieren oder Pflanzen, mit Liebe zu begegnen, so kommt diese immer wieder zu uns zurück. Ich meine hier nicht Freundlichkeit, Aufmerksamkeit oder gar Schmeichelei, sondern vom Herzen kommendes aktives Leben für eine Sache oder etwas Lebendiges.

Langsam

„... man schämt sich jetzt schon der Ruhe, das lange Nachsinnen macht beinahe schon Gewissensbisse. Man denkt mit der Uhr in der Hand. Und so wie alle an dieser Hast zugrunde gehen, so geht auch das Gefühl zugrunde. Früher war es umgekehrt, wer arbeitete, hatte ein schlechtes Gewissen ...", schrieb Friedrich Nietzsche.

Wir können sofort, der Schnelligkeit des Zeitgeistes widersprechend, loslassen, indem wir uns verlangsamen. Gehen wir schnell, brauchen wir nur unsere Schritte verlangsamen und schon spüren wir ein Eintauchen in eine neue Innenwelt. So können wir die Verlangsamung üben, indem wir Alltagsbewegungen bewusst langsam ausführen. Das ist wie Tai-Chi. Es gibt aber leider noch keinen Wettbewerb auf Zeit um die Goldmedaille in der Disziplin „Wer ist langsamer?".

Lächeln

Ein deutliches Zeichen nach außen für Wohlgefühl und Zufriedenheit ist das Lächeln. Lächeln ist ein Ausdruck, der nur dem Menschen eigen ist. Eine Katze schnurrt, wenn sie zufrieden ist, und versetzt damit ihren Körper in Schwingung. Der Mensch bringt mit einem Lächeln alle Körperzellen in Schwingung und dies wirkt gleichzeitig auf die Umgebung harmo-

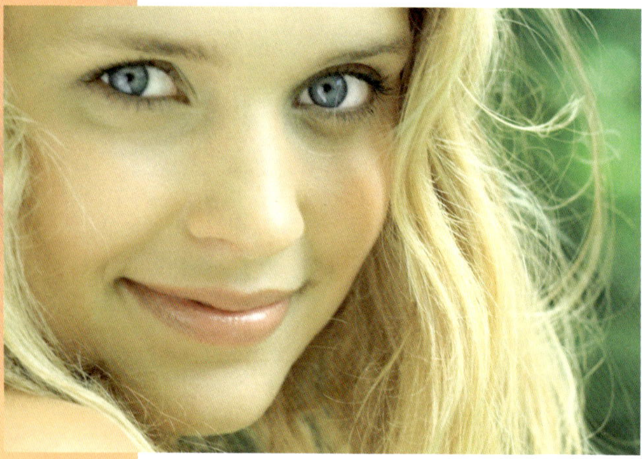

nisierend. Es gilt, nur daran zu denken und schon können wir lächeln. Ziehen Sie aktiv Ihre Mundwinkel sanft nach oben und Sie verspüren innerlich ein Lächeln, auch wenn gerade kein Anlass dafür besteht. Es ist kein lautes Herauslachen, verstecktes Kichern oder gar überlegenes Grinsen, sondern ein sanftes, lockeres Heben der Mundwinkel als ein gewinnender Ausdruck von Ausgeglichenheit.

Laufen

Bewegung, in Ihrem Lebensrhythmus regelmäßig ausgeführt, ist ein sicherer Garant für die Mobilisierung von Selbstheilungskräften. Sollte diese Bewegung das Laufen sein, so halten Sie sich an das Element Wasser. Dieses ist immer in Bewegung, vor allem, weil es sich in seiner Geschwindigkeit der Umgebung anpasst, sich bei entsprechender Temperatur in der Bewegungsform verändert und als ganz individueller Wassertropfen immer wieder gemeinsam in Bewegung ist. Laufen im Rhythmus des Wassers ist Ausdruck des immerwährenden Bestandes in der Bewegung der Elemente.

Leben

Wir Menschen sind ein kleines Sandkorn im großen Gefüge des Lebendigen. Trachten wir danach, nicht zerrieben zu werden, aber auch nicht zu starke Reibung zu erzeugen, denn unter beiden Bedingungen lösen wir uns auf. Die Schwingungen, die wir ausstrahlen, erzeugen Reaktionen und kommen zu uns zurück. Auf unser Wohlbefinden können wir mit den von uns ausgesandten Schwingungen stark Einfluss nehmen. Wir hängen mit allen unseren Sinnen mit allem zusammen. Mit Lächeln erzeugen wir Lächeln. Stimmen wir unsere Umgebung fröhlich, sind wir selbst fröhlich. Leben ist, hier und jetzt in unserem individuellen Lebensrhythmus Teil unserer vielfältigen Umgebung zu sein. **Leben ist sein**.

Lieber langsam lächelnd laufend länger leben.

Feuer-Heilübungen

Feuer liebt es, sich zu bewegen. Die Bewegungen sind verspielt, schnell wie der Blitz, und scheinen keine feste Gestalt zu haben. Sie sind wärmend bis zur Überhitzung. Die äußerlich lebhaften Bewegungen kommen aus dem tiefsten Inneren. Die Feuerbewegungen sind Ausdruck der brennenden Liebe in unserem Herzen. Wir sind mit Herz bei der Sache.

Tanzsprünge der Massai

Wir heben mit beiden Beinen gleichzeitig vom Boden ab. Es ist ein spielerisches, aber kraftvolles Abdrücken mit den Füßen vom Boden. Die Körpermitte bleibt aufrecht, ebenso Hals und Kopf. Der Blick ist nach vorn gerichtet. Nach jedem Hochspringen landen wir sanft auf der Erde. Nach einigen Sprüngen, welche dem Alter und der persönlichen Beweglichkeit angepasst sind, werden die Arme mitbewegt. Anfangs schnellen beide Arme gleichzeitig vor dem Körper nach oben, später auch einzeln. Die Finger sind locker wie kleine Blitze. In weiterer Folge drehen wir uns mit dem Körper langsam in alle Himmelsrichtungen, bis wir wieder in die Ausgangsrichtung zurückkehren. Der Rumpf bleibt während der ganzen Übung aufrecht, der Kopf gerade. Das Gesicht ist locker, wir lächeln.

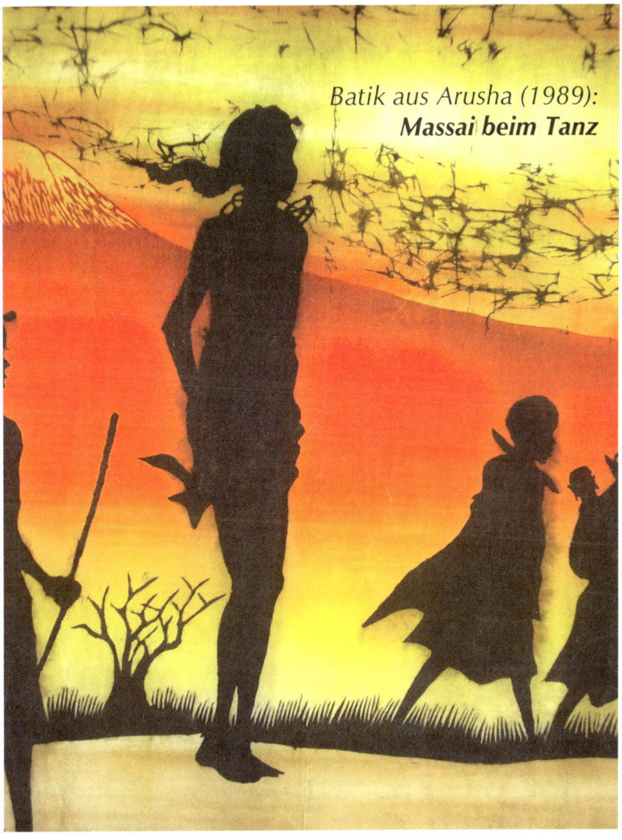

Batik aus Arusha (1989): ***Massai beim Tanz***

Die Bewegung imitiert das Flackern und Umsichgreifen des Feuers. Vom Ausdruck ähnlich den Tanzsprüngen der feuerrot gekleideten, jungen Massaikrieger. Die aufrechte Körper- und Kopfhaltung beinhaltet die glühende Kraft für die ausladenden, lebhaften Bewegungen der Arme und Füße.

Die Vorstellung des wärmenden Feuers ergibt sich bei der Übung von selbst, da nach einigen Sprüngen eine innere Wärme aufkommt, die bald am ganzen Körper zu spüren ist. Wir geben diese Wärme körperlich nach außen ab, in der Vorstellung versuchen wir auch, Herzenswärme an unsere unmittelbare Umgebung abzugeben.

Der Inhalt drückt sich in der Gesichtshaltung aus – wir lächeln. Ein Lächeln, das vom Herzen kommt. Das Herz entspricht dem Element Feuer. Wir strahlen nach außen wie das Licht des Feuers.

Lustförderung der Frau – den Beckenboden kräftigen

Stehen Sie in entspannter aufrechter Haltung. Kneifen Sie die Pobacken zusammen, bewegen Sie die untere Spitze des Venusdreieckes langsam nach vorne und oben, dabei atmen Sie gleichzeitig ein. In dieser Position sollten Sie dreimal durch die Nase aus- und einatmen.

Potenzförderung des Mannes

Laufen oder gehen Sie in aufrechter Haltung langsam aber kräftig, heben Sie die Knie dabei weit nach oben. Gleichzeitig atmen Sie bitte ruhig. Vor der Ermüdung unterbrechen Sie das Laufen und rasten. Das bedeutet, dass

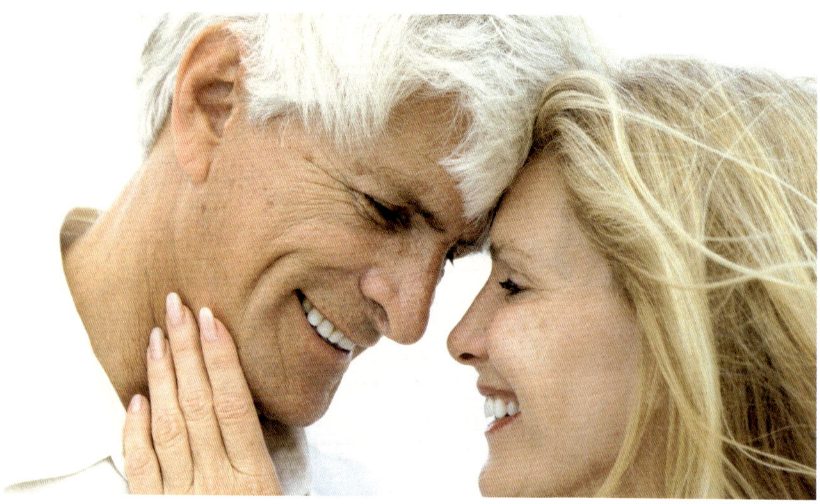

Sie die gleiche Zeit, die Sie für die Laufübung benötigt haben, nochmals locker gehen und absolvieren. In der Pause liegt die Kraft der Regeneration.

Der vermehrte, kurz dauernde Blutbedarf der Oberschenkelbeuger führt vorübergehend zu einer Durchblutungsverminderung und in der Folge zu einer reflektorischen Durchblutungsvermehrung der Beckenboden- und Genitalmuskulatur.

Feuermachen

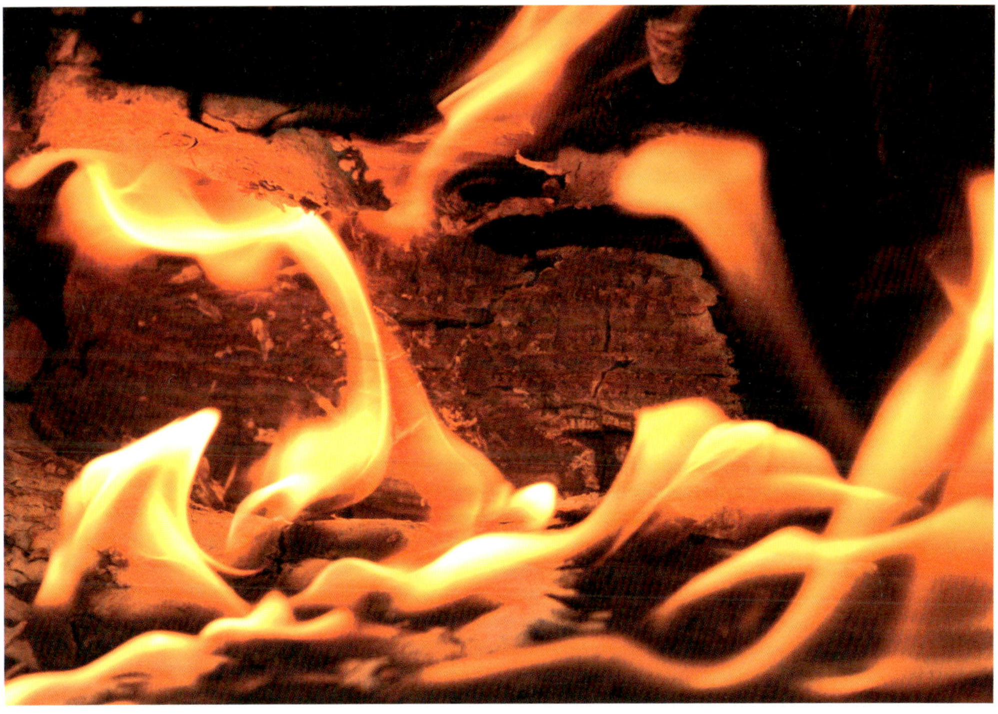

An einem ruhigen und sicheren Platz praktizieren Sie mindestens einmal im Jahr das Ritual, ein einfaches offenes Feuer zu machen. Verweilen Sie alleine oder mit Freunden oder Familie an dieser wärmenden und leuchtenden Feuerstelle. Lauschen Sie dem Knistern des brennenden Holzes und genießen Sie die Kontrolle über dieses gefährliche Element.

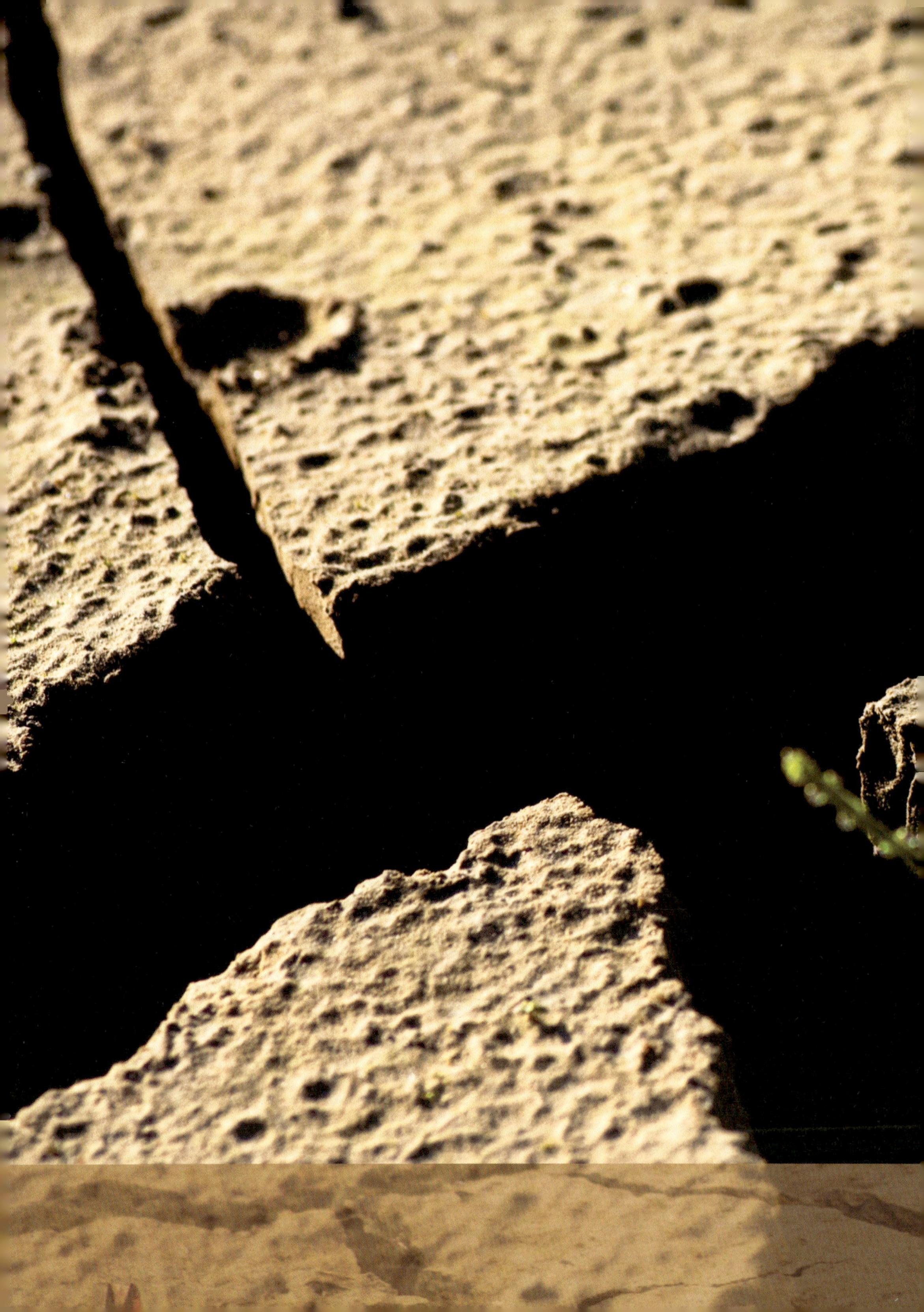

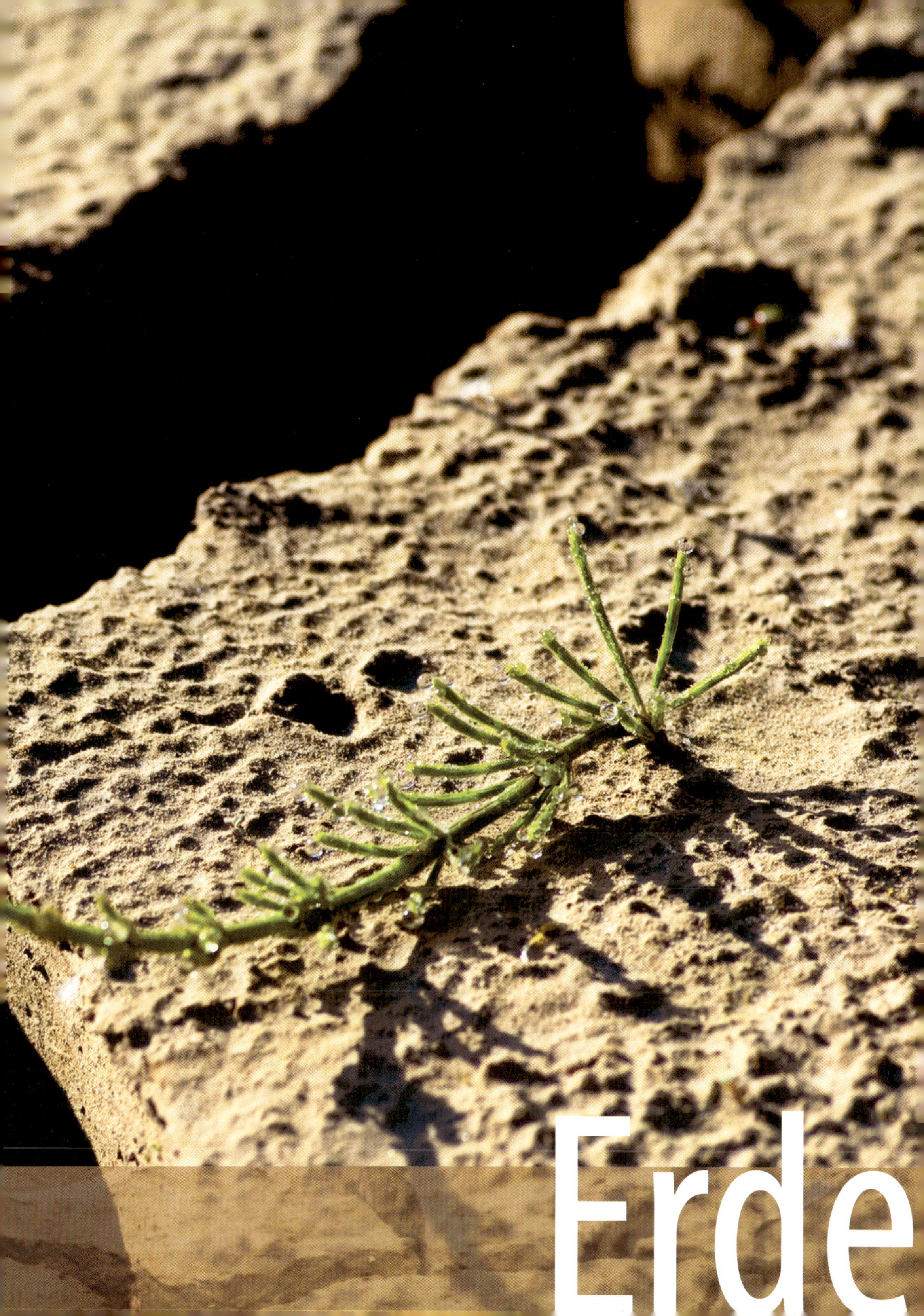

Erde

Erde

Der Mensch ist eine kleine Welt aus der großen
und hat der ganzen großen Welt Eigenschaften in sich.
Also hat er auch der Erde und der Steine
Eigenschaften in sich.

Jakob Böhme (1619)

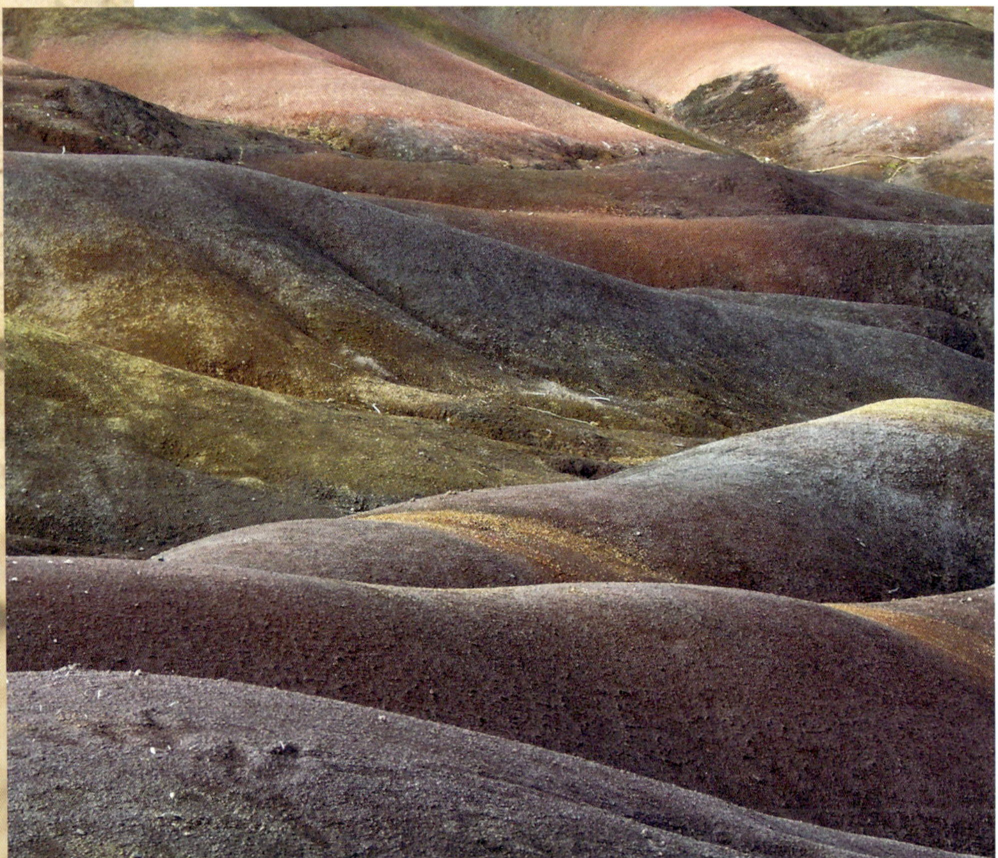

Erdtypen besitzen einen stabilen Charakter von unterschiedlicher Struktur – entsprechend der Vielfalt der Erdformen von lehmig bis sandig, trocken oder feucht. Dem Element Erde zugeordnete Menschen geben anderen Halt für deren Wurzeln und ernähren diese. Sie wirken ausgeglichen und beständig, haben Geschmack und die Fähigkeit, mitzufühlen. Erdverbundene fühlen sich in ihrer Umgebung wohl und sind schnell überall zu Hause.

Entsprechungen: Biologische Funktionen hängen im Großen wie im Kleinen zusammen. Natürliche Zusammenhänge zeigen Wirkung von der Außenwelt auf die Innenwelt und umgekehrt. Klimatische Veränderungen zeigen Effekte bis in den zellulären Bereich unseres Körpers, und umgekehrt nehmen wir als Mensch mit geistigen Entscheidungen, welche sich im elektronenmikrospischen Milieu unseres Körpers abspielen, globalen Einfluss.

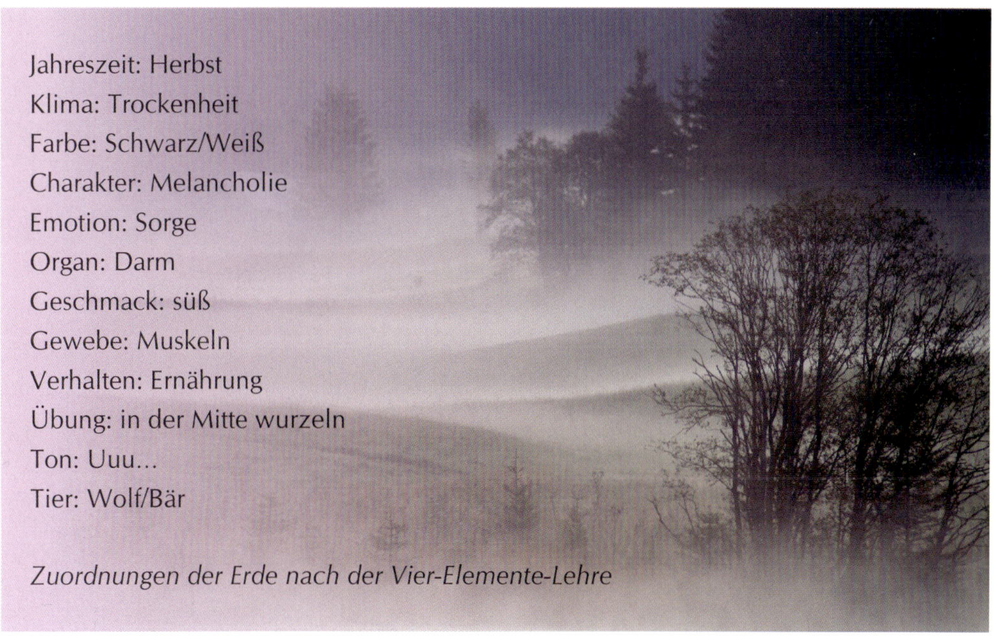
Jahreszeit: Herbst
Klima: Trockenheit
Farbe: Schwarz/Weiß
Charakter: Melancholie
Emotion: Sorge
Organ: Darm
Geschmack: süß
Gewebe: Muskeln
Verhalten: Ernährung
Übung: in der Mitte wurzeln
Ton: Uuu...
Tier: Wolf/Bär

Zuordnungen der Erde nach der Vier-Elemente-Lehre

Die Wurzeln der Bäume nehmen ihre Nahrung aus der Erde. Wir bekommen unsere Nährstoffe aus dem Darm.

Entgiften und entschlacken

Über vier Organe unseres Körpers scheiden wir Abfallstoffe aus. Das sind die Lunge bei der Ausatmung, das Verdauungssystem mit dem Stuhl, die Haut mit dem Schweiß und die Nieren mit dem Harn. Ein Lehrsatz der Traditionellen Chinesischen Medizin sagt:

Was die Niere nicht ausscheidet, erledigt der Darm.
Was der Darm nicht ausscheidet, erledigt die Lunge.
Was die Lunge nicht ausscheidet, erledigt die Haut.
Was die Haut nicht ausscheidet, macht uns kaputt.

Die wohl wichtigste Reinigung und Entgiftung in unserer Zeit der Informationsflut ist die des Geistes. Eine wirksame und dauerhafte Entschlackung ist nur möglich mit gleichzeitiger Strukturierung einer übersichtlichen Ordnung in unserem geistigen Speicher.

Wie können wir Entgiften und Entschlacken? Ganz einfach: durch die Aktivierung und Pflege unserer Ausscheidungssysteme und durch Klärung unseres Geistes.

Zum besseren Verstehen der **Reinigung des Verdauungssystems**, welches dem Element Erde zugeordnet ist, verwende ich den anschaulichen Vergleich unseres Organismus mit einem Holzofen.

Das Ofenmodell

Entzünden Sie ein Feuer in Ihrem Ofen und betrachten Sie es. Es zeigt die spielerische Bewegung der Elemente Holz, Feuer, Luft, Wasser und Erde. Das Brennmaterial entspricht Ihren Nahrungsmitteln. Legen Sie zu viel zu schnell nach, geht das Feuer aus und es bleibt wertvolles Material nicht verwertbar liegen. Bekommt Ihr Feuer zu wenig Luft, erstickt es und es entsteht viel Schlacke. Ist das Brennmaterial zu feucht, verbrennt es mit viel giftigem Rauch. Auch bei idealer Verbrennung entsteht Schlacke, von der Ihr Ofen beizeiten gereinigt werden muss.

Bei Ihren täglichen Aktivitäten verbrennt Ihr Körper Nährstoffe, um Energie für Sie bereitzustellen. Dieser Vorgang erzeugt Rückstände, welche im

Zwischenzellenraum als sogenannte Schlackenstoffe gelagert werden. In diesem Zwischenzellenraum vollziehen sich alle grundlegenden Lebensfunktionen wie Nährstoffaustausch, Entgiftung, Säureregulation und Abwehrreaktion. Entstehung, Verwertung und Entsorgung dieser eigentlich wertvollen Zwischenprodukte können Sie gleichsetzen mit der Schlacke in einem Holzofen.

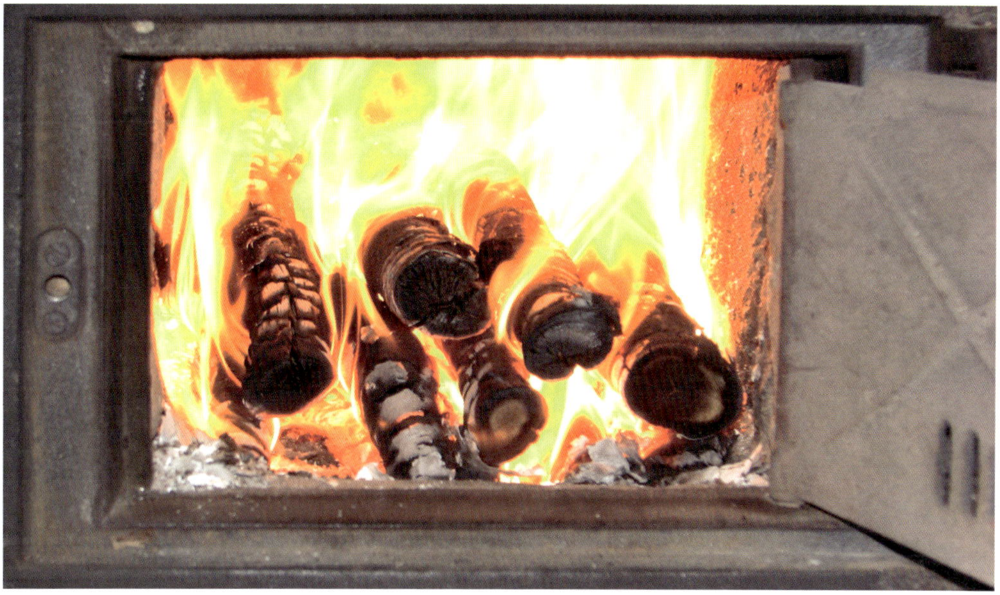

Was kann ich nehmen, um gesund zu bleiben, wieder fit zu werden, nicht immer so müde zu sein? Das sind oft gestellte Fragen im Praxisalltag oder nach Ernährungsvorträgen.

Meine Antwort: Besser geben als nehmen!

Wir haben ernährungsbezogen einen Mangel im Überfluss. Zu viel Kraftfutter und zu wenig Lebensmittel (Vitalstoffe).

In einen vollen Ofen darf ich, um mehr Energie zu gewinnen, außer Sauerstoff nichts mehr hineinstopfen.

Das sogenannte Ofenmodell zur Entgiftung und Entschlackung behalten Sie bitte in Ihrer Vorstellung und reinigen Sie sich beizeiten mit der Meisterkur.

Die Meisterkur

Wir ernähren uns von dem, was unser Darm aufnimmt, nicht von dem, was wir in uns „hineinstopfen".

Freuen Sie sich darauf, Ihren Körper und Geist zu reinigen. Einmal jährlich erlauben Sie sich diese Reinigung. Die zunehmende Umweltverschmutzung führt auch zu einer immer wiederkehrenden Innenweltverschmutzung.

Dazu einige gedankliche Hilfen:

Fasten ist nicht hungern. Beim Fasten lebt der Köper nicht von nichts, sondern von körpereigenen Reserven.

Durch die permanente Zufuhr von Vitalstoffen und reichlich Flüssigkeit wird Fasten zum heilenden Fasten.

Einmal täglich Schwitzen durch körperliche Betätigung unterstützt die Entgiftung über Haut und Lunge.

Meiden Sie während der Kur chemische und synthetische Badezusätze und Kosmetika, um die Haut offen zu halten.

Legen Sie Ruhepausen ein, sie entspannen (entgiften) den Geist. Beim Liegen wird die Leber als hoch aktives Entgiftungsorgan um 40 % stärker durchblutet.

Planen Sie Ihre Fastenzeit.

Halten Sie bitte Folgendes bereit:

- 100 g Bittersalz ($MgSO_4$)
- diverse Teesorten (Elementetee, Kräutertee wie z.B. Hagebutte, Minze, Kamille, schwarzer und grüner Tee, Melisse)
- naturreine Frucht- und Gemüsesäfte (Möhren, Tomaten, rote Rüben, Sellerie, Schwarzbeeren, Sanddorn, Gemüsecocktail, Biotta etc.) nach Geschmack
- Frischgemüse (s.o.) nach Geschmack
- Wasser
- Basensuppe
- Chlorella (Süßwasseralgen)

Die Entgiftungstage:

1, 2, 3, ...

Früh: 0,25 l Bitterwasser (1 Teelöffel Bittersalz auf 0,25 l lauwarmes Wasser, gut verrühren, evtl. etwas Grapefruitsaft zur Geschmackverbesserung) eine halbe Stunde vor der Morgenmahlzeit

Morgens: 2 Tassen Kräuter-, Früchtetee. Elementetee nach ärztlicher Empfehlung

Vormittags: reichlich Wasser, Kräuter- und Früchtetees

Mittags: heiße Gemüsebrühe oder -säfte oder naturreine Fruchtsäfte (= sogenanntes Fastengetränk mit reichlichen Vitalstoffen wie Vitaminen, Mineralstoffen und Spurenelementen), Chlorella-Ausleitung

Nachmittags: reichlich Wasser, Kräutertees, Elementetee typspezifisch

Abends: wie Mittag

Die tägliche Trinkmenge soll 3 Liter betragen. Trinken Sie immer, wenn Sie Hungergefühl verspüren, vor allem Wasser oder Tee. Bei Schwindel oder Müdigkeit trinken Sie eine Tasse schwarzen Tee mit ½ Teelöffel Honig.

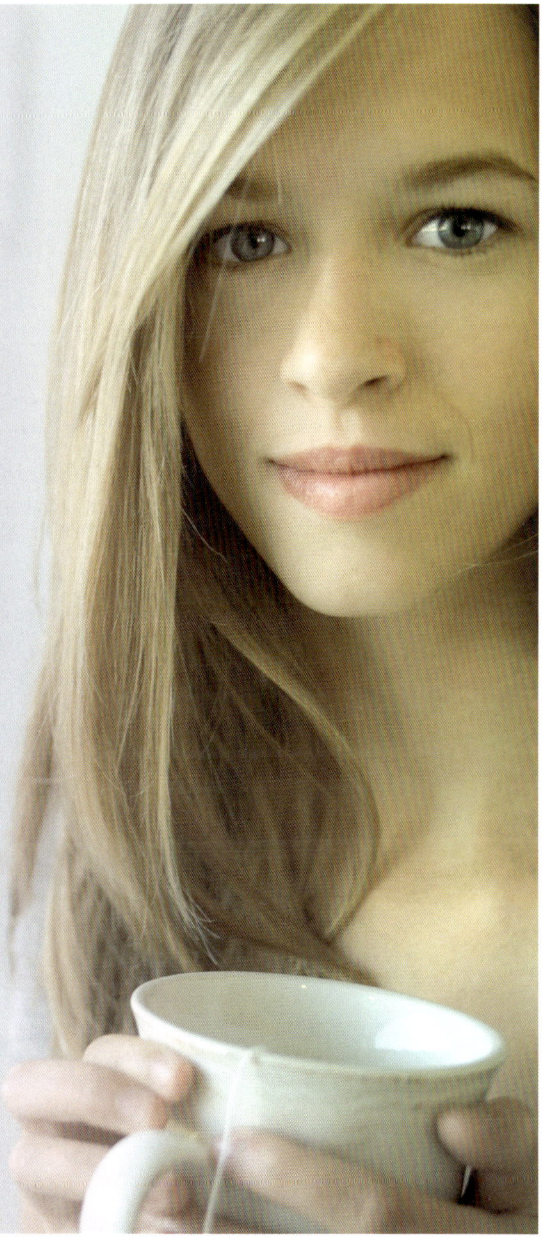

Die Teilfastentage: **4, 5, 6, …**

Typspezifisch empfehle ich **eine** der folgenden Diäten:

Darm:

Semmel-Milch-Diät: 2–4 luftgetrocknete Semmeln, dazu schluckweise 2 x 0,25 l Buttermilch pro Tag auf 2–3 Mahlzeiten verteilt.

Übersäuerung:

Kartoffel-Diät: 300–500 g Kartoffeln, frisch gekocht, geschält (wenn nicht frisch) und mit frischen Kräutern (Petersilie, Schnittlauch, evtl. Kräutersalz) auf 2–3 Mahlzeiten verteilt.

Entstauung:

Reis-Diät: 100–200 g Reis (Vollreis) gedünstet, evtl. mit gedünsteten Tomaten oder Äpfeln, gewürzt mit Kräutern, ohne Salz. Oder als Milchreis ohne Zucker, evtl. mit Zimt, auf 2–3 Mahlzeiten verteilt.

Essen Sie bitte langsam und genussvoll und kauen Sie gut. Nehmen Sie Getränke nur in den leeren Mund. Trinken Sie weiterhin 2–3 l pro Tag (wie für die Entgiftungstage empfohlen) und vergessen Sie nicht auf die tägliche Zufuhr von Bitterwasser eine halbe Stunde vor der Morgenmahlzeit. Auch den Elementetee – individuell abgestimmt und ärztlich empfohlen – und die Chlorella-Ausleitung behalten Sie weiterhin bei.

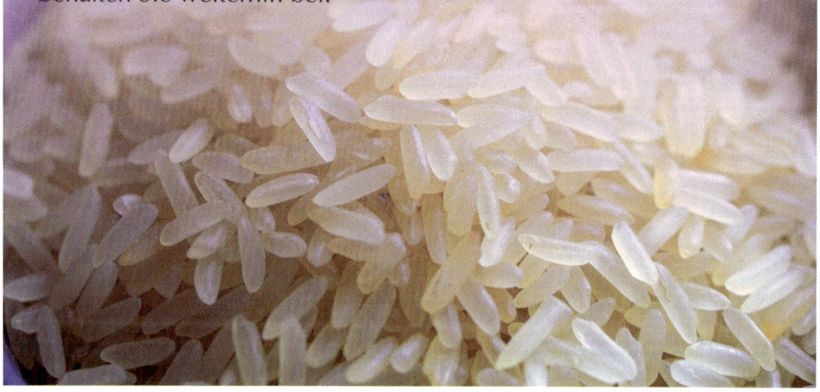

Die Aufbautage: **7, 8, 9,...**

Je mehr Entgiftungstage und Teilfastentage Sie einlegen, umso vorsichtiger und langsamer sollte mit dem Aufbau begonnen werden. Der Darm soll langsam daran gewöhnt werden, wieder vollwertige und vielfältige Nahrung zu verdauen.

Früh: 0,25 l Bitterwasser (weiterhin täglich)

Morgens: Kräutertee, Vollkornzwieback oder Knäckebrot, wenig Butter, 1 Apfel

Vormittags: trinken (Kräutertee, Frucht-, Gemüsesäfte, Wasser)

Mittags: Kartoffeln, Gemüsesuppe, Joghurt

Nachmittag: trinken

Abends: Knäckebrot, wenig Butter, Buttermilch

Diese Aufzählung ist ein Beispiel für einen Aufbautag. Wählen Sie den Darm anregende, jedoch nicht überlastende Nahrung wie Vollkornzwieback, feines Weizenvollkornbrot, Vollkornflocken für Müsli, Sauermilch, Buttermilch, Joghurt, Topfen, fettarmen Käse, Feingemüse (gedünstet), Äpfel.

Meiden Sie in der Aufbauphase jedenfalls Kohl, Erbsen, Linsen, Bohnen, in der Pfanne gebratenes und mit Fett und Mehl zusammen Gebackenes, Kaffee, Alkohol, Nikotin.

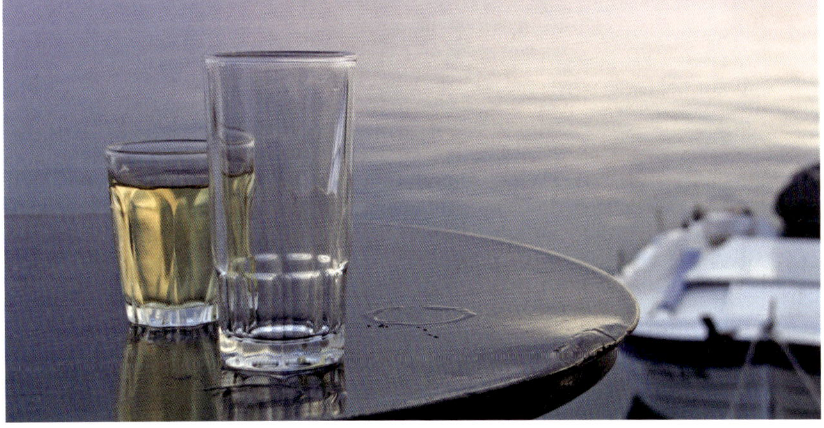

Nahrungsmittel für Langlebigkeit

Eure Nahrungsmittel sollen eure Heilmittel,
eure Heilmittel sollen eure Nahrungsmittel sein.

Hippokrates (460 v. Ch.)

Jede Epoche hat ihre Wunderdroge für Langlebigkeit. Wobei eine Epoche derzeit nur einige Jahre dauert. Immer wieder wird diese eine bestimmte Wunderpille auch universitär empfohlen – und dies randomisiert studienbelegt.

Die Empfehlung zweier britischer Professoren aus dem Jahr 2003 bestand in der Einnahme von Blutfettsenkern (Statinen), Blutdrucksenkern, Folsäue und Acetylsäure (Aspirin) täglich in einer Pille. Diese Wunderpille sollte das Risiko von Schlaganfall und Herzinfarkt um 80 % senken.

Den fast identischen risikomindernden Effekt (70 %) konnte eine Arbeitsgruppe der Rotterdamer Universität für folgendes „Nahrungs- und Genussmittelrezept" mit seriösen Studien belegen:

Produkt (tägliche Menge)	**Risikoreduktion** für Schlaganfall und Herzinfarkt
Mandeln (68 g)	12,5 %
Knoblauch (2,7 g)	25,0 %
Obst/Gemüse (400 g)	21,0 %
Bitterschokolade (100 g)	21,0 %
Wein (150 ml)	32,0 %
Fisch (4 x pro Woche 114 g)	14,0 %

(o.h. Franco et al.: BMJ 2004, 329: 1447–1450)

Die von britischen Professoren empfohlene „Polypille" kann also ebenso gut und nebenwirkungsfrei durch Nahrungs- und Genussmittel erreicht werden.

Der Weg zur Gesundheitsvorsorge über den Verdauungstrakt ist verschlungen und finster. In der Vorsorge gilt das Nahrungsmittel als Heilmittel.

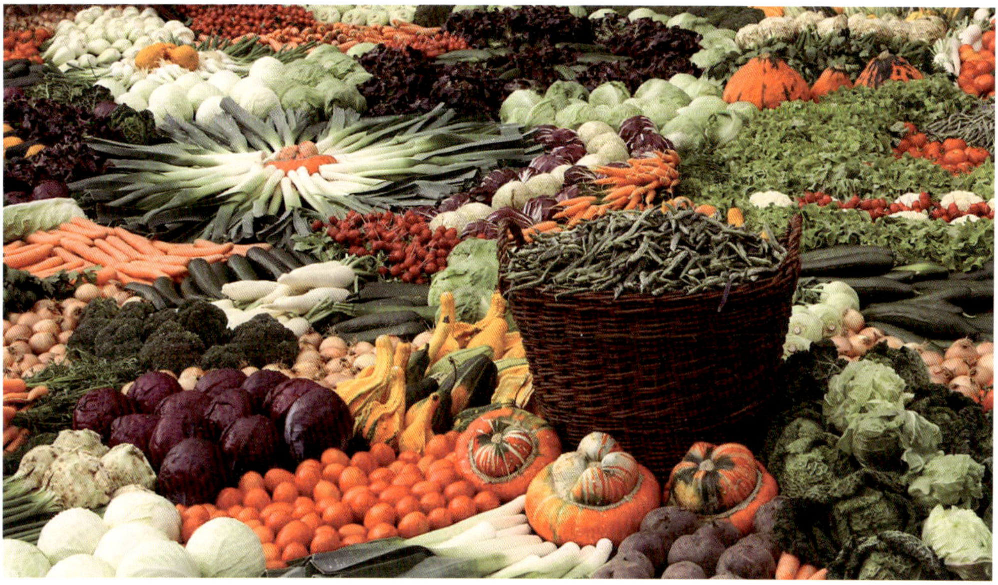

Die Auswahl an sogenannten gesunden Nahrungsmitteln ist individuell oft sehr unterschiedlich.

Als persönlicher Grundsatz gilt: Essen Sie mit Genuss.

Als allgemeiner **Grundsatz** gilt: Ihre Nahrung soll **vielfältig**, **bunt** und **vollwertig** sein.

Aus dem Element Erde entstanden, mit dem Element Wasser genährt, vom Element Licht hochgezogen und etwas menschlich verfeinert erzielt man eine Minderung des Arterioskleroserisikos (Herzinfarkt- und Schlaganfallrisikosenkung) um 76 % und eine Steigerung der Lebenserwartung um vier bis sechs Jahre.

Erde-Heilübungen

In der Mitte wurzeln

Von den vier Grundlagenübungen der Elemente ist diese Form sicherlich die Schwierigste. Sie verlangt Ruhe und Konzentration. Ruhe ist in un-

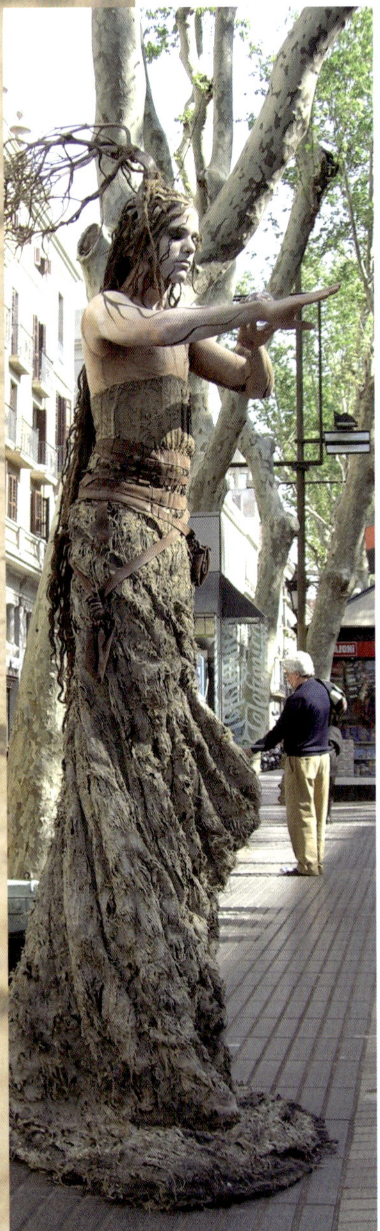

serer Gesellschaft etwas Besonderes, findet einerseits Bewunderung, wird jedoch auch als Reaktionsschwäche missverstanden. Ruhe ist der Initiator zur Reflexion, wieder etwas nicht sehr Zeitgemäßes, aber ein herausfordernder Weg zu uns selbst. In der Ruhe liegt Kraft.

Wir stellen uns, wenn möglich, auf einen ruhigen Platz. Wobei bei guter Kenntnis der Übung diese an jedem Platz ausgeführt werden kann. Die Füße sind schulterbreit und nach vorne leicht geöffnet. Die Hände ruhen mit den Handflächen nach oben vor unserer Körpermitte, das ist meist etwas unter dem Nabel. Eine Hand ruht angenehm in der anderen. Welche Hand die obere ist, überlassen wir unserem Gefühl. Wir stehen aufrecht. Einzelne Körperabschnitte werden in der folgenden Grundtechnik beschrieben.

In Wirkung und Herausforderung ist die Übung entsprechend der Grundtechnik steigerbar.

Die Bewegung ist das ruhige Stehen und ein atemsynchrones Drehen. Beim ruhigen Stehen entsteht Bewegung im Körperinneren, einerseits um die Balance zu halten, andererseits durch die Atmung. Es ist Bewegung in Ruhe. Das Verweilen im eigenen körperlichen Schwerpunkt führt zu geistigem und seelischem Gleichgewicht. Wie die Erde sich dreht, drehen wir unseren Körper um seine Längsachse. Die Füße bleiben am Boden, beim Drehen nach hinten sind wir locker in den Knien und werden etwas kleiner, beim Drehen nach vorn ziehen wir förmlich unseren Körper wieder nach oben.

Die Wahrnehmung beginnt mit dem bewussten Spüren des Untergrundes, der Erde, mit unseren Fußsohlen. Die Sprunggelenke sind ausbalanciert. Die Knie sind leicht gebeugt, um nicht starr, sondern locker zu stehen. Sehr wichtig ist die Beckenstellung, sie bildet das Fundament für die Zentriertheit in der Körpermitte. Das Becken halten wir aktiv zwischen Aufrichtung und Kippung. Mit der Körpermitte fühlen wir uns unmittelbar mit der Erde verbunden. Die Schultern sind locker. Der Kopf ruht erhaben auf dem Hals, als ob er mit dem Scheitelpunkt an einem unsichtbaren Faden nach oben gezogen wird. Der Blick ist klar auf die Wahrnehmung der einzelnen Körperabschnitte konzentriert, nach innen gerichtet. (Dies klingt nur in der Beschreibung kompliziert, beim Üben ist es eine interessante Erfahrungsreise im eigenen Körper.)

Die Vorstellung sei ein natürlicher Lauf der Gedanken von der Köpermitte zur Erde und weiter zur Erdmitte. Wir können uns auch als Baum vorstellen, der mit seinen Wurzeln gut mit der ihn umgebenden und ernährenden Erde verbunden ist und vom Wind bewegt wird.

Die Atmung begleitet diese Übung bewusst. Beim Einatmen begleiten wir die Luft in Gedanken nach unten in die Lunge und spüren, wie die Körpermitte in Richtung Erde gedrückt wird. Beim Ausatmen spüren wir, wie die Erdmitte in unsere Körpermitte gezogen wird. Beim Ausatmen drehen wir uns nach hinten und werden kleiner, beim Einatmen drehen wir uns nach vorne und werden größer.

Die drei **Grundprinzipien** der Übung sind korrekte Haltung, das Spüren der Atembewegung und das Spüren der Verbindung der Körpermitte mit der Erde.

Die Übung ist wie Meditation. Mit dem Zählen der Atemzüge erfährt man etwas über die Ausdauer der eigenen Konzentration.

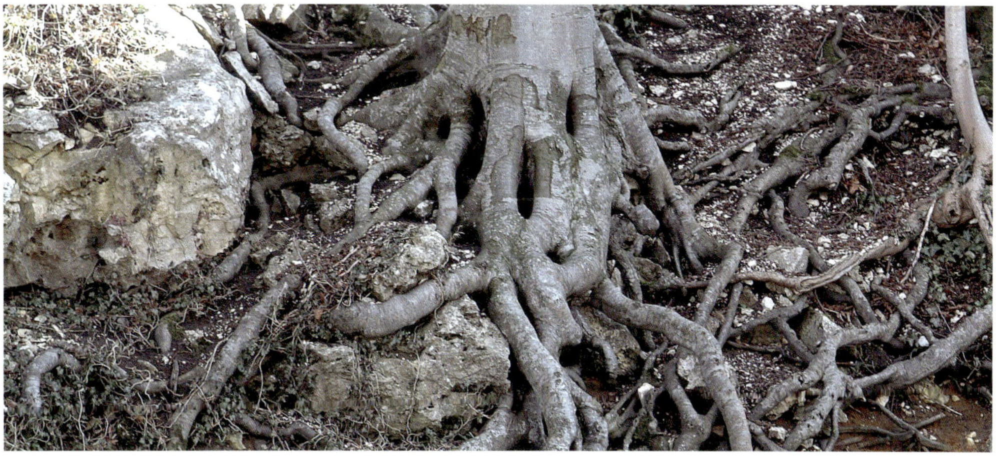

Mit Händen und Füßen die Erde spüren

Mit den Fußsohlen und den Handflächen berühren Sie gleichzeitig natürlichen Boden. Dieser Boden kann eine Wiese oder ein Waldboden oder Sand am Strand oder Fels oder sonst ein natürlich entstandener, sich verändernder Untergrund sein. Verharren Sie in dieser Stellung einige Atemzüge und spüren Sie Ihr Fundament Erde.

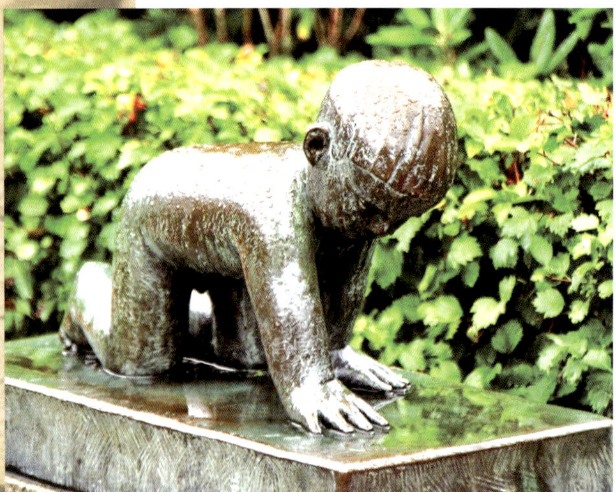

Oft suchen wir in verschiedenen Lebensabschnitten unsere Wurzeln oder brauchen ein Fundament, um uns zu festigen:

Kleinkind: Vierfüßler

Erwachsen: sportlich, elastischer Bodenkontakt

Alter: den Boden spüren

Mit unserem modernen Lebensverhalten haben wir nur noch selten – mit den Händen –, bis nie – mit den bloßen Füßen –, Kontakt zu unserer natürlich gewachsenen Umwelt. Haben Sie in den letzten Tagen barfuß den natürlich gewachsenen Untergrund gespürt?

Diese Übung hilft bei

- Nervosität,
- Unruhezuständen,
- Depression,
- Kopfschmerzen,
- Kreuzschmerzen (kombiniert mit Baumübung 4: „Die Zwischenräume schauen").

Dosierung: Einmal täglich für drei bis neun Atemzüge mit Händen und Füßen die Erde spüren.

Baummeditation

Millionen Jahre vor dem Menschen wuchsen bereits Bäume. Bäume erreichen wesentlich größere Höhen als der Mensch und die Lebensdauer von vielen Laubbaumarten überdauert viele Menschengenerationen.

Im Schatten Ihres alten Lieblingsbaumes werden vielleicht auch schon Ihre Urgroßeltern gespielt und sein Sauerstoff wird auch ihnen Kraft gegeben haben. Dieser Baum wird vielleicht auch Ihren Urenkeln noch kühlenden Schatten spenden.

Viele symbolträchtige Geschichten ranken sich um Bäume. So wird einem Neugeborenen ein Lebensbaum gepflanzt oder einem Leichnam ein Baumsamen in den Mund gelegt, damit daraus zukünftig ein Baum wachse.

Es ist wert, sich mit den Bäumen anzufreunden!

Suchen Sie sich „Ihren" Baum, verweilen Sie bei ihm und üben Sie mit ihm für Ihre Gesundheit und seinen Bestand. Übungen mit dem Baum zeigt übrigens auch der „Weg der Elemente" im Nationalpark Nockberge.

Hier finden Sie vier Übungen, die Sie mit „Ihrem Baum" üben können. Sie entdecken vermutlich noch mehr Übungen, wenn Sie aufmerksam beobachtend mit Ihren Kindern im Wald wandern.

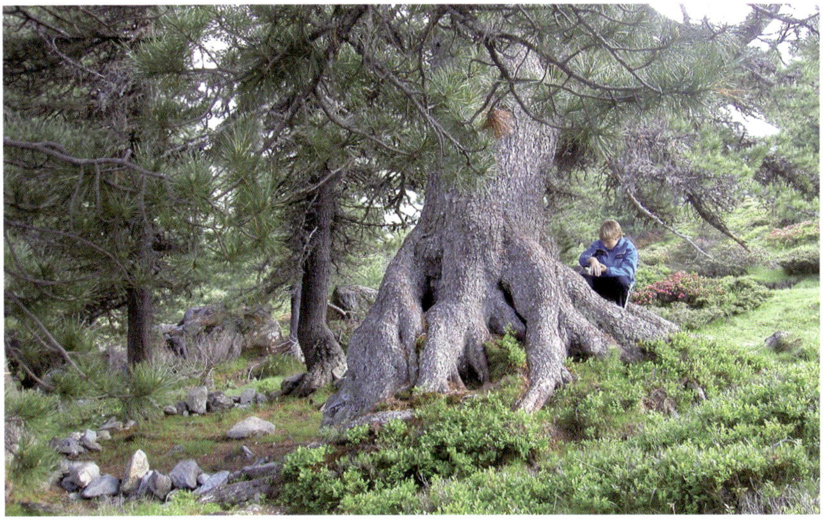

Baumübung 1

Mit einem Baum wachsen

Erfassen Sie einen Baum fest mit beiden Händen und stützen Sie einen Fuß so dagegen, als ob Sie hochklettern würden. In dieser Stellung schauen Sie den Baum langsam nach oben bis zum Wipfel und wieder nach unten bis zu den Wurzeln an. Wiederholen Sie die Übung, solange Sie genug Kraft haben.

Von der schwankenden Leichtigkeit des Wipfels über den kraftvollen Halt am Stamm bis zur Festigkeit der zarten Wurzeln begreifen Sie das Element Holz.

Holz löst die Emotion, Wut und Zorn. Im Wechsel von Dehnung und Kräftigung erfährt Ihr Körper Gesundheit im Rhythmus der Natur.

Elemente:	■ Holz ■ Erde
aktivierte Sinne:	■ Tasten ■ Sehen ■ Gleichgewicht ■ Riechen
Bewegungsablauf:	■ Festhalten ■ Kraft ■ Ruhe in der Bewegung ■ Herausragend – Schwäche ■ Verwurzelt – Stärke

Baumübung 2

Balancieren Sie sich aus

Stellen Sie sich auf das Ende eines liegenden Baumstammes. Wenn Sie unsicher sind, nehmen Sie einen Stock zu Hilfe. Gehen Sie langsam Schritt für Schritt zur anderen Seite. Finden Sie Ihr Gleichgewicht, drehen Sie sich um und gehen Sie langsam zurück. Gehen Sie nun hin und her, solange Sie richtig Spaß daran finden.

Erlaubt es die Jahreszeit, üben Sie barfuß. Fühlen Sie sich sicher genug, üben Sie mit geschlossenen Augen.

Die langsamen Schritte sind voller Vertrauen. Die Konzentration auf die Elemente (hier Holz, Luft und Erde) ist da. Es liegt Ruhe in der Bewegung.

Elemente:	■ Holz ■ Luft ■ Erde
aktivierte Sinne:	■ Gleichgewicht ■ Tasten ■ Sehen ■ Hören
Bewegungsablauf:	■ Bewegung in Ruhe ■ Vertrauen ■ Konzentration ■ Ruhe in der Bewegung

Baumübung 3

Bewegen wie ein Baum

Beobachten Sie einen Ast des Baumes in Ihrer Reichweite. Strecken Sie die Arme zur Seite und bewegen Sie sie, wie sich der Ast bewegt. Haben Sie das Gefühl, Ihre Arme bewegen sich wie der Ast, so nähern Sie vorsichtig eine Hand dem Ast, bis sie ihn fast berührt und sich mit ihm mitbewegt. Sind Sie schon sehr geübt, stehen Sie dabei auf einem Bein.

Sie werden eins mit dem Baum durch Beachtung der Grundprinzipien: Bewegung, Wahrnehmung und Vorstellungskraft. Arme sind Äste, Rumpf ist Stamm, Beine sind Wurzeln. Atmen Sie gemeinsam.

Elemente:	■ Erde ■ Holz ■ Luft (Wind)
aktivierte Sinne:	■ Sehen ■ Tasten ■ Gleichgewicht ■ Hören
Bewegungsablauf:	■ Beobachten ■ Mitschwingen ■ Mitfühlen ■ Mitatmen ■ Vereinen

Baumübung 4

Die Zwischenräume schauen

Stehen Sie breitbeinig. Lehnen Sie sich weit zurück, schauen Sie nach oben und betrachten Sie die hellen Räume zwischen den Baumwipfeln. Strecken Sie langsam erst die Arme, dann den ganzen Körper den Licht entgegen. Nehmen Sie es mit den Armen langsam in sich auf und kauern Sie sich zusammen. Wenn Sie am kleinsten sind, schließen Sie die Augen. Wiederholen Sie die Übung, solange Sie Freude daran finden. Atmen Sie beim Strecken ein und beim Zusammenkauern aus.

Zwischen den sichtbaren Elementen spüren Sie die Elemente Luft und Licht, die ursprünglichsten Energiequellen unserer Lebenskraft.

Spüren Sie die Luft in den Lungen, sie war gerade noch ein Teil der hellen Zwischenräume. Sie erfahren die dritte Grundtechnik – die Vorstellungskraft – am Element Luft.

Elemente:	■ Licht ■ Luft ■ Erde ■ Holz
aktivierte Sinne:	■ Sehen ■ Gleichgewicht
Bewegungsablauf:	■ Helligkeit ■ Gefühl ■ Kleinmachen ■ Finsternis ■ Atmung ■ Ruhe in der Bewegung

Elementare Reinigung

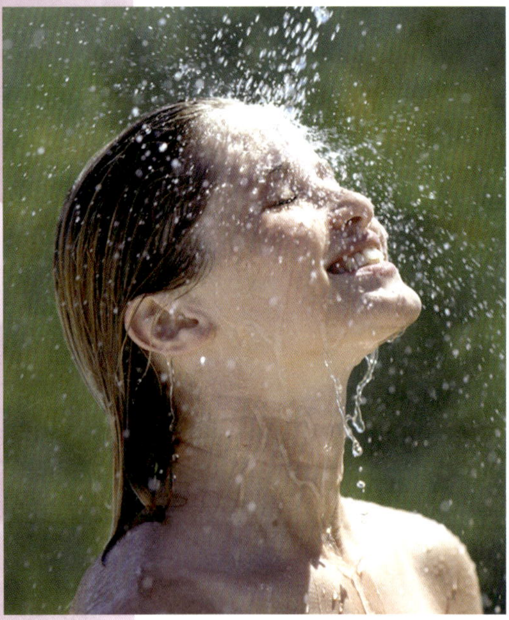

Für unser Wohlgefühl ist es zur selbstverständlichen Gewohnheit geworden, uns täglich zu reinigen und unser äußeres Erscheinungsbild zu pflegen. Für unsere Gesundheit ist es sehr wertvoll, eine regelmäßige Reinigung unserer Organe bis in den letzten Winkel, sprich bis in den kleinsten zellulären Bereich, durchzuführen.

Aus unserer Umwelt nehmen wir mit der Nahrung und Atmung sogenannte Umweltgifte auf, die sich in allen unseren Organen im Laufe der Zeit festsetzen. Die meisten Umweltgifte bilden ein Zwischenlager in unserem Grundsystem – das Zwischenzellengewebe –, setzen sich schließlich im Fettgewebe fest und können nur über Einwirkung auf dieses wieder entsorgt werden.

Diese Ablagerungen sind die Grundlage vieler Erkrankungen und führen zur Störung unseres Abwehrsystems. Die Folge sind häufige Infekte, Allergien, Stoffwechselstörungen, Störungen unserer Sinnesorgane, psychische Störungen und viele Beschwerdebilder, die auch für erfahrene Ärzte keine eindeutige Ursache zeigen.

Die elementare Reinigung erfolgt über die Systeme Ernährung, Bewegung, Bewusstsein und Emotion und wird somit als sogenannte **vierfache Reinigung** bezeichnet.

Die vier Reinigungssysteme sind

- **Magen-Darm-Trakt** für die festen Stoffe,
- **Atmungssystem** für die gasförmigen Stoffe,
- **Haut und Niere** für die flüssigen Stoffe,
- **nerval-geistiger** Bereich für die informativen Stoffe.

Die elementare Reinigung sollte nur unter ärztlicher Kontrolle erfolgen. Einerseits, um das Ansprechen der Kur beurteilen zu können, und um andererseits im Umgang mit den auftretenden Reaktionen einen Ratgeber zu haben. Die einzelnen Behandlungen, Übungen und Anwendungen sollten nur von erfahrenen Therapeuten ausgeführt und vermittelt werden. Jede Reinigung erfordert ein auf die Einzelperson abgestimmtes individuelles Programm, welches ein Wegbegleiter für die Kur und die Zeit danach sein soll.

Die elementare Reinigung dauert mindestens eine Woche, besser sind zwei bis drei Wochen – und das zweimal im Jahr.

Die drei Schritte der elementaren Reinigung sind

- **Loslassen** vom Alltag
- **Erfahren** mit allen Sinnen
- langsame **Rückkehr**

Loslassen vom Alltag

Mindestens zwei Tage brauchen wir für den Beginn der Reinigung.

Bewegung

Gehen Sie Ihren Weg zweimal pro Tag. Gehen Sie in natürlicher Umgebung, am besten alleine oder mit ruhiger freundlicher Begleitung. Beim Gehen nehmen wir Eindrücke aus der natürlichen Umgebung auf und lassen Gedanken kommen und gehen. Wir spüren die Wärme, die durch die Bewegung in uns aufsteigt, hören vielleicht ein leises Schnaufen, wenn's bergauf geht, und erleben somit den uns eigenen Lebensrhythmus.

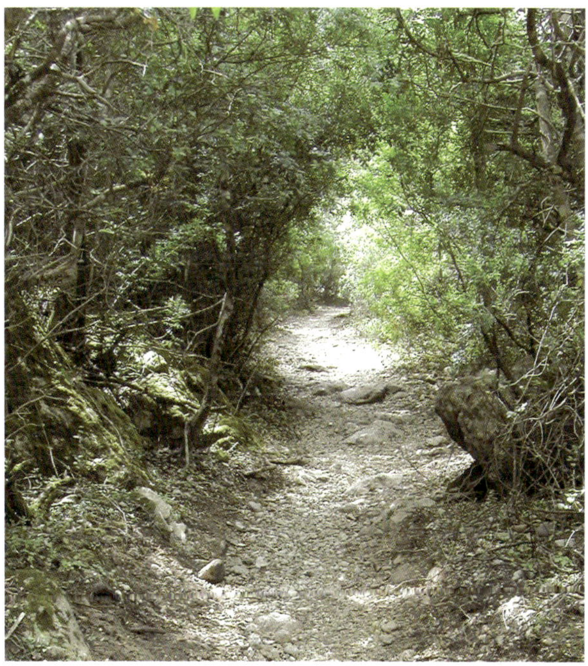

Ernährung

- Lösung der Giftstoffe aus dem Depot mit **Zwiebel**, **Lauchgewächsen** und **Kohl**
- Ausleitung der Giftstoffe mit **Algen** (hoher Anteil an Mineralstoffen, Spurenelementen)
- **Leinsamen**, um den Fettstoffwechsel zu aktivieren (gesättigte werden gegen ungesättigte Fettsäuren getauscht, Omega-3-Fettsäuren vermehrt zugeführt)
- **Elementetee** zum individuellen Reinigen der Zwischenzellenräume

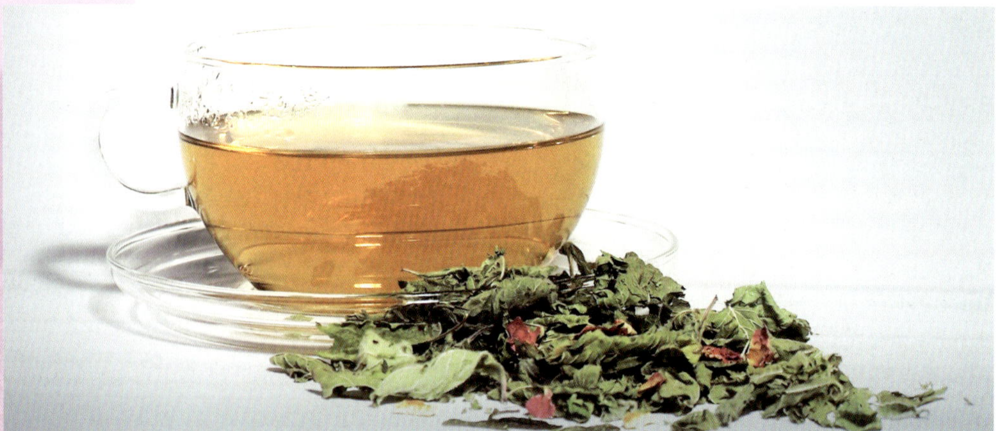

Bewusstsein

- **Weniger ist mehr** (Wir lassen etwas weg. Zum Beispiel lassen wir die Uhr weg, das Handy, die Tageszeitung, den Schmuck, das Make-up, die Schuhe oder eine Gewohnheit, die uns täglich begleitet.)
- **Heilübung** der Elemente (individuell ausgesucht oder verordnet)

Emotion

- **Gelassen warten** (auf die Veränderung in uns)
- **Heilender Laut** (ausgesucht oder verordnet, organ- und emotionsbezogen)

Erfahren mit allen Sinnen

In diesem Abschnitt der Reinigung tauchen wir, körperlich und emotional, in eine neue Welt ein. Wir erleben Selbsterfahrung und unsere Umwelt in einer neuen Ansicht. Wir erfahren mit allen unseren Sinnen.

Bewegung

- **Gehe deinen Weg** (Wie beim Loslassen.)
- **Schwitzen** (Einmal pro Tag die Schweißdrüsen aktivieren durch Bewegung, aber auch milde passive Erwärmung in der Sauna oder in der Wärmekabine aus Zirbenholz.)
- **Laufen im Rhythmus des Wassers** (Ohne Anstrengung zur Erwärmung des durch leicht verminderte Energiezufuhr etwas untertemperierten Körpers. Das ist kein anstrengender Sprint oder Langstreckenlauf, sondern weiche federnde Bewegung, verbunden mit dem Erkennen des eigenen Atem- und Schrittrhythmus und der zugehörigen individuellen Haltung.)
- **Elementare Kräftigung** (Ganzheitliche Übungen, kinderleicht ausgeführt, den Tieren nachgeahmt, um die speziellen zugeführten Vitalstoffe gut in den Organismus einzubauen und gleichzeitig die Schlackenstoffe aus den letzten Winkeln der Zellen zu mobilisieren.)

Anwendungen

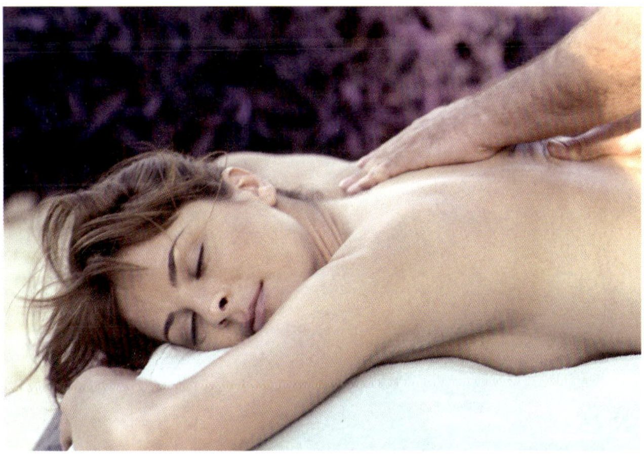

- **Elementemassage** (Eine synchrone Streichmassage beider Körperhälften mit beruhigendem Speiköl unter besonderer Bezugnahme auf die Sinnesorgane. Auch der Einsatz von einheimischem Holz und Steinen wird verordnet.)
- **Massagen** (Individuell empfohlen: Lymphdrainage, APM, Teilmassagen etc.)

- **Bäder** (Mit Aroma und Inhaltstoffen, um die Entgiftung anzuregen.)
- **Heublumenwickel** auf der Leberzone (Vermehrt die Durchblutung der Leber zur Hilfe beim Entgiften.)

Ernährung

- **Leinsamen** (Wird täglich morgens weiterhin mit ausreichend Wasser eingenommen.)
- **Meisterkur** (Zur vermehrten Entwässerung oder zur Reinigung des Darmes und Unterstützung der Leber bei der Entgiftungsarbeit wird bevorzugt Reis oder Kartoffel empfohlen.)
- **Abführtag** (An einem Tag erfolgt eine komplette Darmreinigung, mit Salzen wird die Entleerung angeregt.)
- **Brennnesselsaft** (Zur sogenannten Ausleitung.)
- **Elementetee** (Individuell und funktionsbezogen verordnet.)

Bewusstsein

- **Weniger ist mehr** (Wir schließen bewusst kurzfristig die Augen am Tag, wir suchen die Stille oder halten uns kurz die Ohren zu, wir versuchen, unseren Geruchsinn in natürlicher Umgebung bewusst einzusetzen.)
- **Heilübung der Elemente**

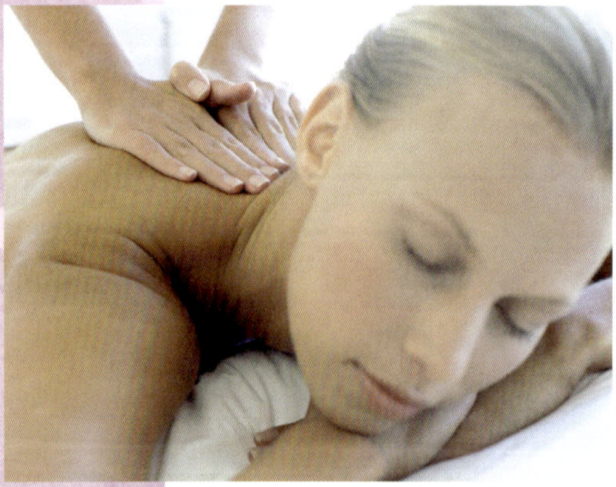

Emotion

Gefühlte Berührung: Wir beginnen in dieser Phase der Reinigung uns selbst wieder zu spüren. Durch die passiv erlebten Anwendungen wie Massagen und Bäder erfahren wir unseren Organismus von der Oberfläche bis in die Tiefe. Durch die innerlich angewandte Reinigung bekommen wir bisher kaum erlebte Organgefühle. Wir spüren uns selbst und wie feinfühlig unser Inneres mit unserer Umgebung in Verbindung steht und wie unsere Organe auf jede Veränderung reagieren.

Langsame Rückkehr

Mit einem „lachenden und einem weinenden Auge" beginnt das Ende der Reinigung. Dieser Teil ist eine wichtige langsame Rückkehr in unseren gewohnten Alltag.

Ernährung

- **Leinsamen** (Wird weiterhin morgens mit ausreichend Wasser eingenommen.)
- **Beerenkur** (Ein besonderer Inhalt der Reinigung ist der Beerencocktail mit Bioflavonoiden und Antioxidantien als Inhaltsstoffe gegen Krebs (Himbeere), für die Schönheit (Erdbeere), zur Kräftigung der Körpermitte (Heidelbeere), zur Entzündungshemmung (Preiselbeere) oder einfach zum Wiederauffüllen des gereinigten Organismus mit hochwertigsten Nahrungsmitteln von besonderer therapeutischer Qualität.)

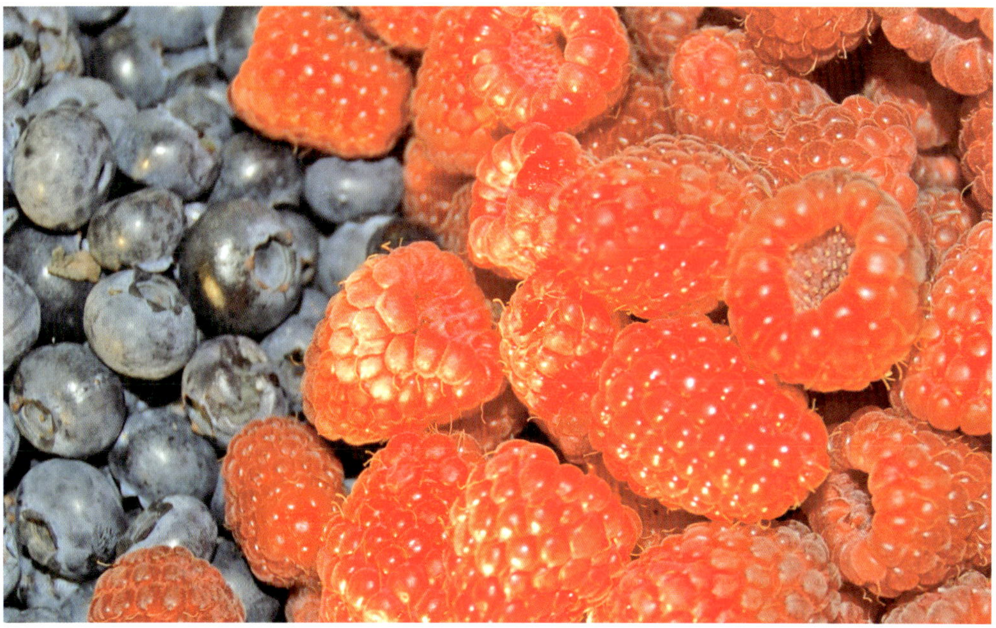

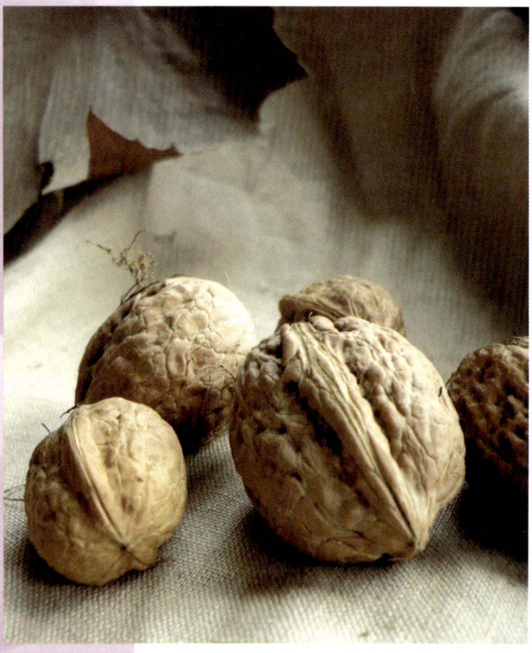

- **Nüsse** enthalten gesundes Fett, welches einst richtigerweise als sogenanntes Vitamin F bezeichnet wurde. Der bekanntermaßen hohe Gehalt an ungesättigten Fettsäuren, speziell in den Walnüssen mit einem hohen Anteil an Omega-3-Fettsäuren, schützt vor Herzinfarkt und Schlaganfall.

- **Schokolade** darf geliebt werden. *„Neun von zehn Menschen lieben Schokolade, der zehnte lügt.“* (John G.Tullius). Wegen des hohen Kaloriengehaltes ist die schwarze Schokolade in Maßen zu genießen. Die Dosis macht die Wirkung: Der Gehalt an antioxidativ wirksamen Polyphenolen der Schokolade übertrifft sowohl den in Rotwein als auch im grünen Tee.

- **Joghurt** sorgt für eine gesunde Darmflora. Dies ist eine Grundlage für ein gut funktionierendes Abwehr- und Immunsystem. Die Milchsäurekeime von milden, nicht zu sauren Joghurts überleben den Magen und werden auch bei Laktoseunverträglichkeit vertragen.

- **Fleisch**: Weniger ist mehr. Der hohe Mineralstoff- (Zink, Selen, Eisen) und Vitamin-B-Gehalt gibt dem Fleisch starke Wirkung bei der Wundheilung. Die Menge, die Zubereitung und vor allem die Qualität sind zu hinterfragen, bevor wir uns den geschmackvollen Genuss auf der Zunge zergehen lassen. Fleisch muss nicht sein, aber beim Mischkostgenießer soll in dieser Phase mit kleinsten Mengen begonnen werden.

- **Fisch**, vor allem fetter Fisch, hat das gesunde Fett für unseren Körper. Mehr gesundes Fett spart uns Mengen an Kohlehydratbeilagen, die wir bei unserem geringen Energiebedarf ohnehin nicht nutzen.

- **Ei** ist das „Symbol für den Ursprung des Lebens“. Sowohl Eiklar als auch Eidotter enthalten hochwertiges Eiweiß mit unentbehrlichen Aminosäuren und hohem Gehalt an Vitaminen (A, E, K, Folsäure

Biotin) und Mineralstoffen (Eisen, Zink). Wegen des hohen Cholesteringehaltes ist das Ei in fast allen sogenannten gesunden Ernährungsempfehlungen ungerechtfertigt nicht enthalten. Bei garantierter Frische und gesunder Kochzeit ist ein Ei für die Kinder der Südhalbkugel eine Überlebensversicherung und für uns auf der Nordhalbkugel der hochwertigste Eiweißspender. Die altbekannte Kartoffel-Ei-Diät, bei Nierenschwäche empfohlen, hat die höchste biologische Wertigkeit aller untersuchten Proteinmischungen. Die Menge macht die gesunde Wirkung. Die Diät wird individuell empfohlen.

- **Gemüse**: Die Farbenvielfalt des Gemüse widerspiegelt die bioaktiven Inhaltstoffe im Gemüse. Jeden Tag Gemüse und wir haben regelmäßig Zündstoffe (Bioflavonoide), die uns vor Krebs und Herz-Kreislauf-Erkrankungen schützen. Knackfrisch ist es voller Vitamine. Aus regionalem Anbau ist es vor Transportschäden geschützt. Aus biologischem Anbau schützen wir unsere Umwelt und somit uns selbst.

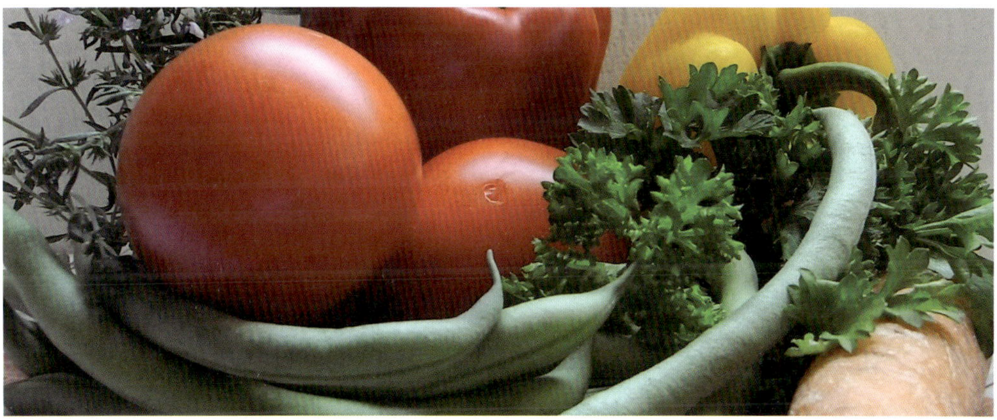

- **Vitamin L = langsam**: Ein guter Essensduft lässt uns sprichwörtlich das Wasser im Mund zusammenfließen. Das ist ein Wasserfall voll mit Verdauungsenzymen, der durch langes Kauen genutzt werden will. Ein genussvolles Essen ist ein langsames Essen, beim genießerischen Herauskosten aller Geschmackstoffe helfen wir verdauen. Was gut verdaut ist, wirkt dauerhaft. Wer nicht genießen kann, wird ungenießbar.

Bewegung

- **Rhythmuspflege**:

  a) **Laufen im Rhythmus des Wassers** (Unser Herz- und Atemrhythmus bestimmt Geschwindigkeit und Schrittrhythmus. Wir nutzen den Rhythmus als Schwunggeber für unseren Lebensrhythmus.)

  b) **Tanzen** (Rhythmische körperliche Bewegung, alleine, zu zweit oder in der Gruppe, als Ausdruck eines inneren Gefühls. Beim Tanzen heben wir locker vom Boden ab, unser Tanz durchs Leben bekommt Schwung und Rhythmus.)

- **Elementare Kräftigung**: Die Erfahrung aus dem zweiten Schritt der elementaren Reinigung nutzen wir und praktizieren die Kräftigung im Alltag weiter.

- **Sport**: Sport ist Bewegung, die, solange sie nicht zum zermürbenden Wettkampf wird, auch gesund ist. Gehen wir zu oft an unsere Leistungsgrenze, setzen wir Unmengen an freien Radikalen frei, welche das Immunsystem schädigen. Wir nehmen in dieser Phase die uns gewohnten Spiel- und Sportarten wieder auf.

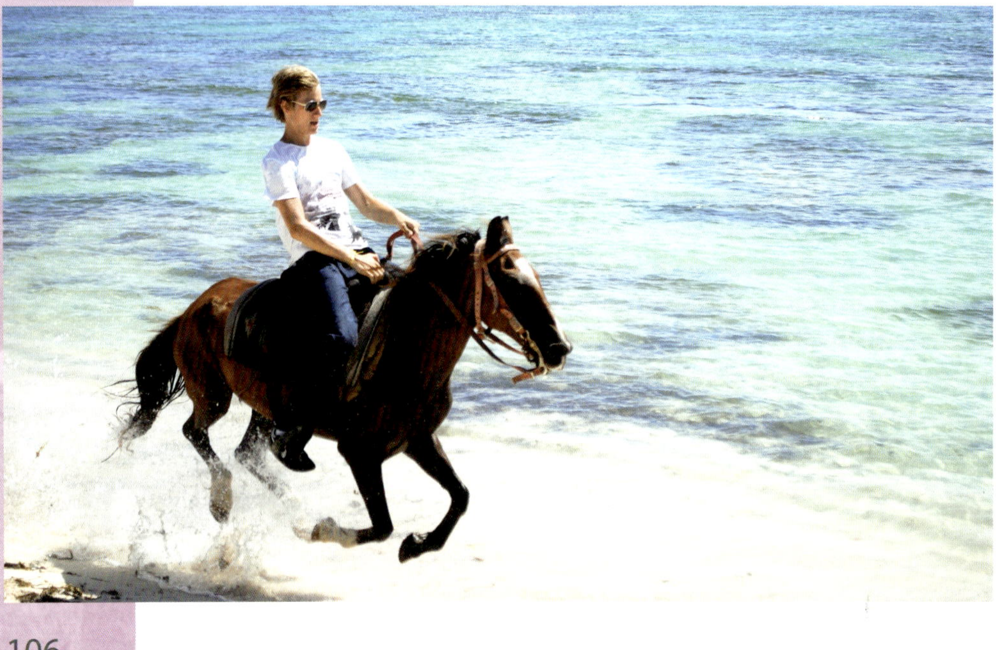

Bewusstsein

- **Aufnehmen – Verarbeiten – Abgeben**: Die langsame Rückkehr ist die Bewegung des Sinnes. Durch Loslassen und Erfahren sind die Sinne feinfühliger geworden. Wir beobachten mit diesem neu erworbenen Feingefühl den mit Riesenschritten auf uns zukommenden Alltag. Dinge und Gewohnheiten, die in den ersten beiden Phasen abgegeben wurden, werden jetzt wieder, mit verändertem Bewusstsein, aufgenommen und verarbeitet. Was entbehrlich erscheint, wird gleich wieder, wenn auch nur vorübergehend, abgegeben.
- **Lebensrhythmus**: Auf der Balkenwaage, die unseren Lebensrhythmus misst, sind die Gewichte von Ereignis- und Uhrzeit neu verteilt. Sie entsprechen mehr unserer inneren Uhr, welche nun für jede einzelne Zelle neu gestellt wurde. Diese Erfahrung speichern wir abrufbar in unserem Langzeitgedächtnis, um im Alltag den natürlichen Rhythmus unseres Organismus zu nutzen.

Emotion

Vitamin L – Lächeln: Wir bringen mit einem Lächeln alle Körperzellen in Schwingung und dieser innere Schwung wirkt auf unsere Umgebung harmonisierend. Wir haben uns Zeit geschenkt für eine grundlegende Reinigung, für Übungen und Anwendungen. Der Mensch ist das einzige Wesen auf dieser Erde, das Wohlbefinden mit Lächeln ausdrücken und weitergeben kann, auf dass es wieder zu ihm zurückkommt. Gehen Sie Ihren Weg und lächeln Sie.

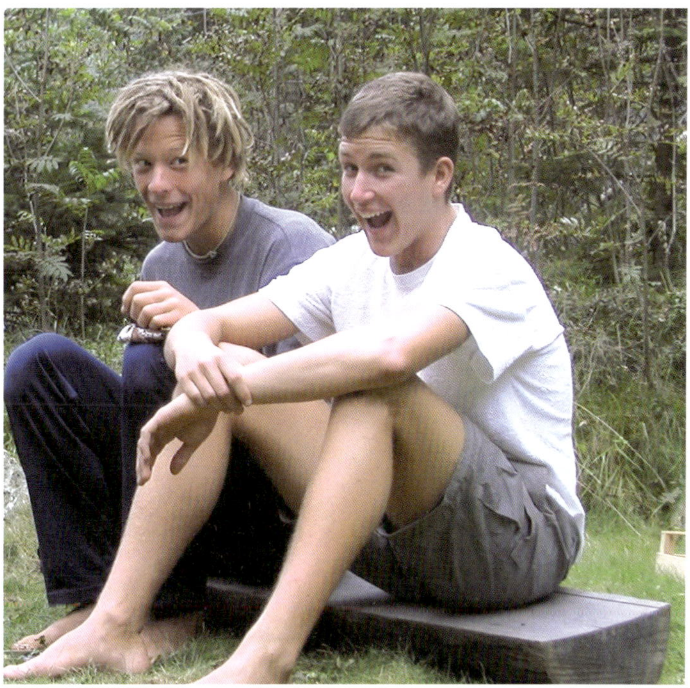

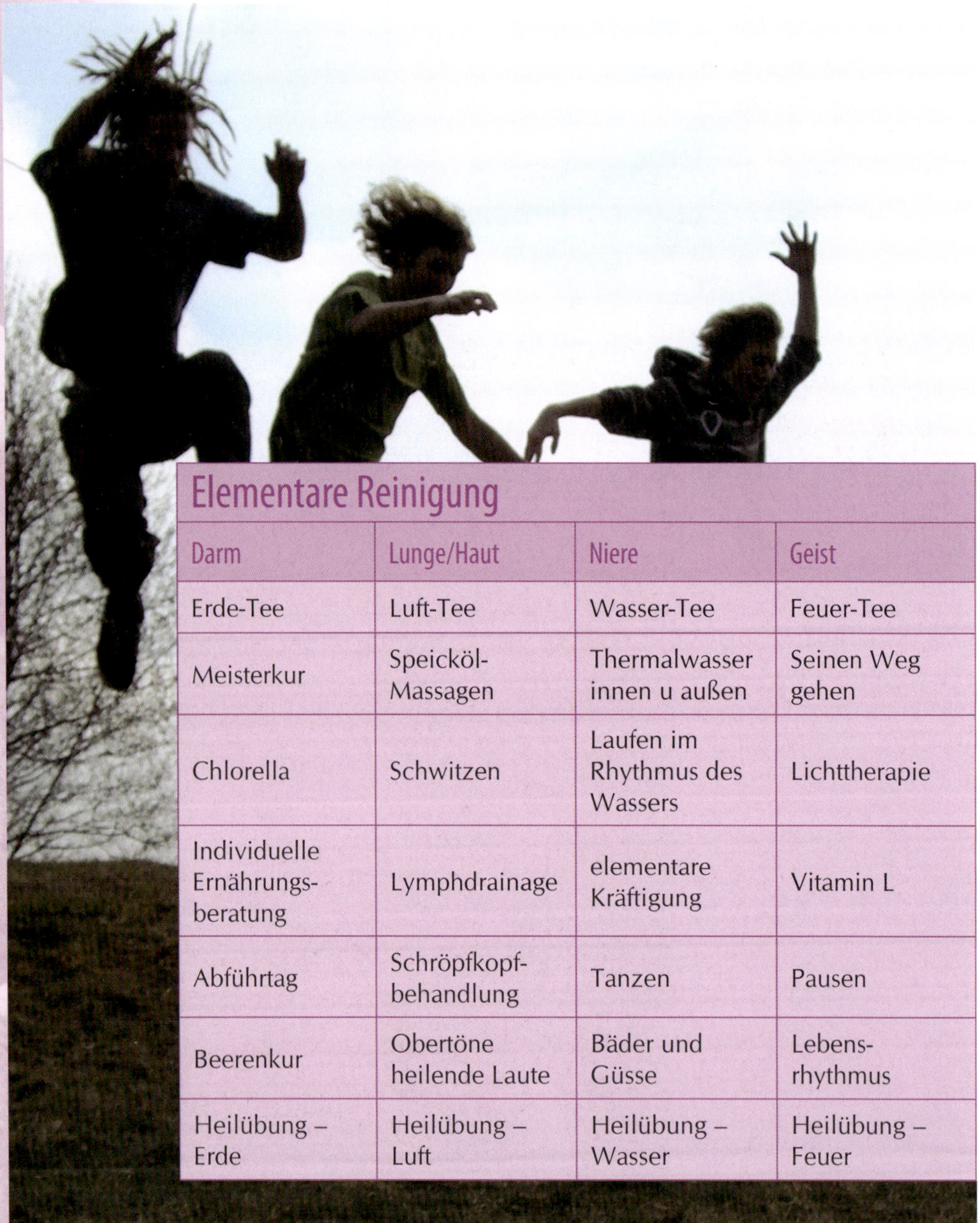

Elementare Reinigung

Darm	Lunge/Haut	Niere	Geist
Erde-Tee	Luft-Tee	Wasser-Tee	Feuer-Tee
Meisterkur	Speicköl-Massagen	Thermalwasser innen u außen	Seinen Weg gehen
Chlorella	Schwitzen	Laufen im Rhythmus des Wassers	Lichttherapie
Individuelle Ernährungs-beratung	Lymphdrainage	elementare Kräftigung	Vitamin L
Abführtag	Schröpfkopf-behandlung	Tanzen	Pausen
Beerenkur	Obertöne heilende Laute	Bäder und Güsse	Lebens-rhythmus
Heilübung – Erde	Heilübung – Luft	Heilübung – Wasser	Heilübung – Feuer

Bedenken Sie:

„Der Landwirt mag den Platzregen nicht."
(Sebastian Kneipp zu Trinkgewohnheiten)

„Gut gekaut ist halb verdaut."

„Frischkost macht frisch – Fertigkost macht fertig!"

„Wer hinunterschlingt, der wird verschlungen."

„Einmal täglich schwitzen durch körperliche Betätigung."

„Erst schlucken, dann trinken."
(Empfehlung von Oma)

„Wer nicht genießen kann, wird ungenießbar."
(Rainhard Fendrich)

„Wasser vor dem Essen"
(für die arbeitsbereite Magenzelle)

„Gesundes Leben ist nicht Verzicht."

„Gesundes Leben ist Wohlgefühl."

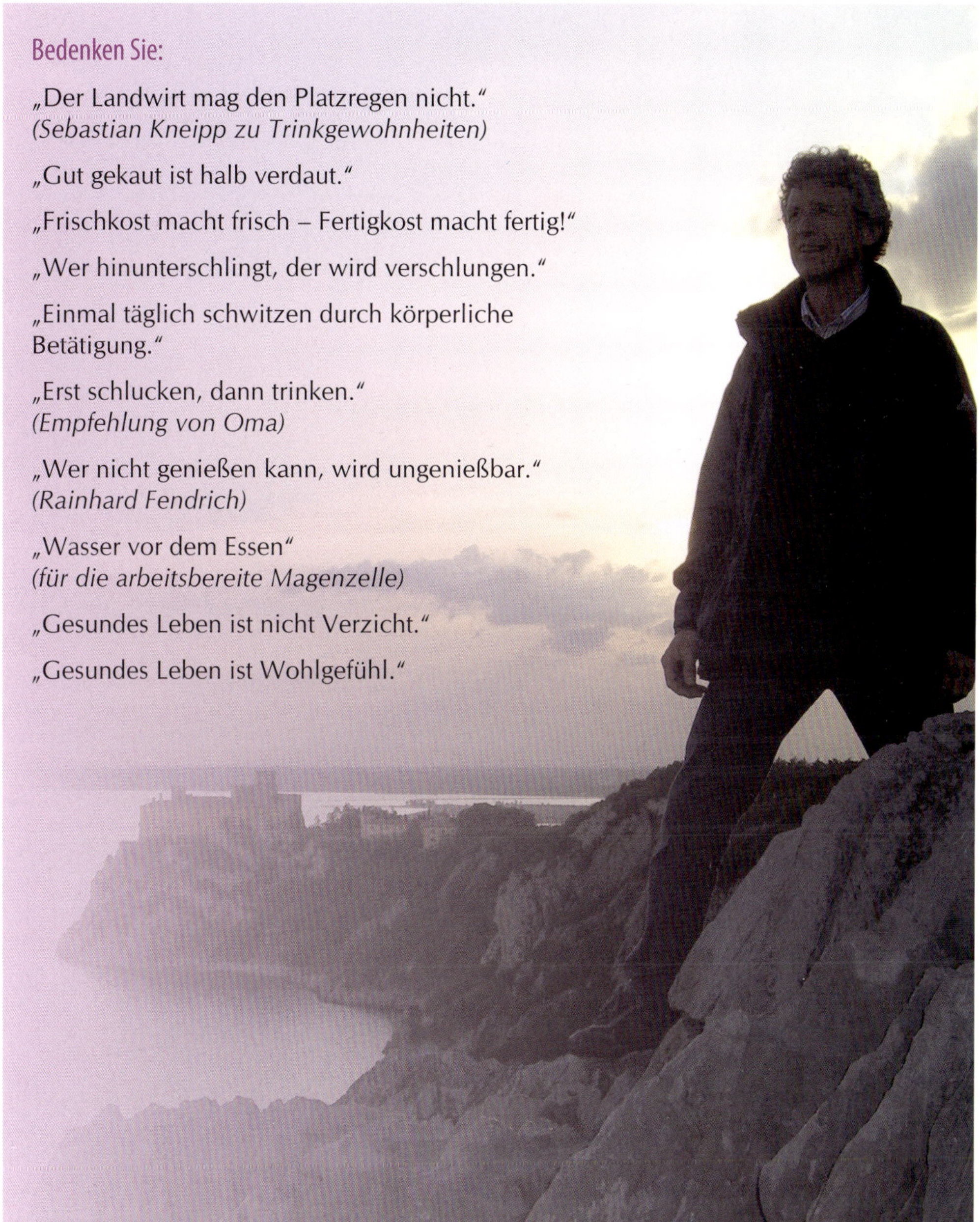

Elementare Massage

Die elementare Massage ist eine Streichmassage, synchron auf beiden Körperhälften, die mit Speiköl ausgeführt wird.

Die Sinnesorgane werden am Anfang und am Ende der Massage aktiviert und es wird ein Bezug zu den vier Elementen hergestellt.

Das Speiköl wird gewonnen aus der weißen Speikpflanze, einem Baldriangewächs, das über die Haut und ihren aromatischen Duft auf uns harmonisierend wirkt.

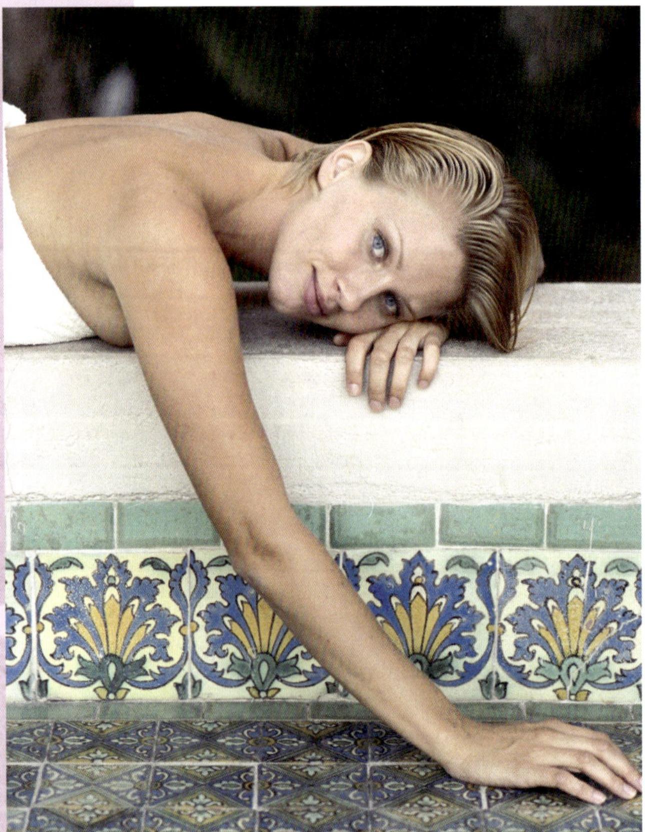

Das Streichen über die Haut setzt gezielte, sanfte Reize direkt auf unser Nervensystem. Die Haut entsteht entwicklungsgeschichtlich aus demselben Keimblatt wie Gehirn und Nerven.

Die Synchronizität der Massage bewirkt einen Ausgleich in unserem im Alltag im Denken und Handeln einseitig belasteten Organismus, von rechts zu links sowie oben und unten – eine Erfahrung aus dem neurolinguistischen Programm zur Verbesserung der Koordination und des vernetzten Denkens.

Ablauf der elementaren Massage

Rückenlage

Kontaktaufnahme über Schläfe und Stirn beidseits zugleich.

Alle in der Folge beschriebenen „Striche" werden mindestens 9 x wiederholt:

- Augenstriche von innen nach außen (Feuer).
- Mundstriche von innen nach außen (Erde).
- Nasenstriche von innen nach außen über die Wange (Luft).
- Ohrenmassage rechts und links gleichzeitig; erst Helix, dann Antihelix; außen – innen, oben – unten (Wasser).

Über die Ohrläppchen die Sinnesorgane schließen und zur Halswirbelsäule weiterstreichen.

- Halswirbelsäule
- Arme und Hände: außen über die Schultern nach distal, innen über die Handflächen nach proximal. Oben – außen, unten – innen usw.
- Hände und Finger
- Bauch: von den Händen weiterstreichen zur Mitte des Bauches und mit Spiralen im Uhrzeigersinn von innen nach außen und außen nach innen.
- Beine und Füße: wie Arme und Hände.
- Füße und Zehen

Bauchlage

Über die Beine zum Rücken.

Rücken: rechts – links, oben – unten, diagonal.

Rückenlage

Sinnesorgane wie oben.

Der Abschluss besteht in einer kurz dauernden Spiralbewegung auf der Bauchhaut von außen nach innen und der Auflage eines elementaren Stückes wie z.B. Holz, Stein, Heu oder Speicköl knapp unter dem Nabel zum Nachruhen. Anschließend folgt ein Wannenbad oder eine sanfte Dusche.

Elemente-Tee

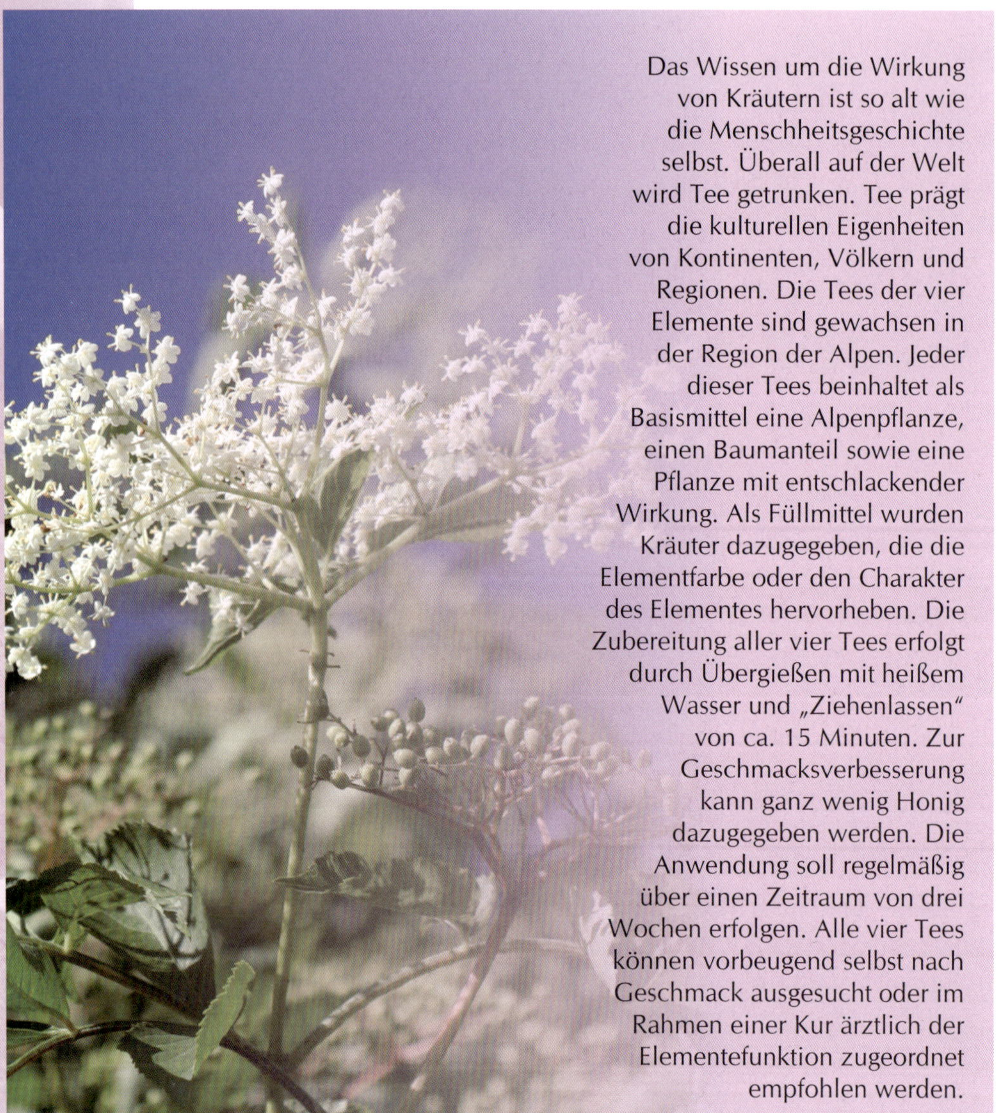

Das Wissen um die Wirkung von Kräutern ist so alt wie die Menschheitsgeschichte selbst. Überall auf der Welt wird Tee getrunken. Tee prägt die kulturellen Eigenheiten von Kontinenten, Völkern und Regionen. Die Tees der vier Elemente sind gewachsen in der Region der Alpen. Jeder dieser Tees beinhaltet als Basismittel eine Alpenpflanze, einen Baumanteil sowie eine Pflanze mit entschlackender Wirkung. Als Füllmittel wurden Kräuter dazugegeben, die die Elementfarbe oder den Charakter des Elementes hervorheben. Die Zubereitung aller vier Tees erfolgt durch Übergießen mit heißem Wasser und „Ziehenlassen" von ca. 15 Minuten. Zur Geschmacksverbesserung kann ganz wenig Honig dazugegeben werden. Die Anwendung soll regelmäßig über einen Zeitraum von drei Wochen erfolgen. Alle vier Tees können vorbeugend selbst nach Geschmack ausgesucht oder im Rahmen einer Kur ärztlich der Elementefunktion zugeordnet empfohlen werden.

Erde-Tee

Für die Körpermitte, die Organe der Nahrungsverdauung (Aufnahme und Ausscheidung).

Erde-Typ: ist ausgeglichen, beständig, mitfühlend, von unterschiedlicher Struktur und kann sich überall wohlfühlen (Steinbock, Stier, Jungfrau).

Herba Centaurii (5 g)	Tausenguldenkraut (1 Teil)
Cortex Quercus (10 g)	Eichenrinde (2 Teile)
Folium Myrtilli (10 g)	Getrocknete Heidelbeerblätter (2 Teile)
Folium Methae (20 g)	Pfefferminze (4 Teile)
Flos Sambuci (35 g)	Holunderblüten (7 Teile)

Tausendguldenkraut fördert die Magendrüsentätigkeit und die Verdauung. Die Pfefferminze unterstützt die Funktion von Leber und Galle. Die Eichenrinde wirkt entzündungshemmend im Magen-Darm-Trakt und entgiftet.

Wasser-Tee

Wirkt auf die Wasserregulation überall im Organismus.

Wasser-Typ: zeigt kraftvolle Ruhe, keine Angst, ist interessiert an Neuem, liebt lebhaften Sex und hat ein klares Auftreten (Krebs, Fisch, Skorpion).

Fructus Juniperi (20 g)	Wacholder (4 Teile)
Herba Equiseti (20 g)	Zinnkraut (Schachtelhalm) (4 Teile)
Folium Betulae (20 g)	Birke (4 Teile)
Folium Uvae-ursi (20 g)	Bärentraube (4 Teile)

Alle Kräuter dieses Tees wirken stark diuretisch. Sie helfen gegen Wassersucht, beseitigen Harnsäureablagerungen, verbessern Blasenreizungen und fördern eine Darmreinigung (Wacholder). Der Appetit wird gesteigert. Nach sehr langer Anwendung können die Nieren gereizt werden.

Luft-Tee

Wirkt über die Organe der Luft wie das Atemsystem und die Haut.

Luft-Typ: findet sich überall zurecht, ist überall zuhause, anpassungsfähig und explodiert unter Druck (Waage, Wassermann, Zwilling).

Lichen Islandicus (10 g)	Isländisch Moos (2 Teile)
Herba Urticae (15 g)	Brennnessel (3 Teile)
Flos Tiliae (20 g)	Lindenblüte (4 Teile)
Herba Pulmonariae (15 g)	Lungenkraut (3 Teile)
Flos Lavendulae (20 g)	Lavendel (4 Teile)

Lungenkraut hilft bei verschleimtem Husten, Katarrhen der Luftwege und grippalen Infekten. Isländisch Moos wirkt ausgleichend auf die Magensäurenproduktion und stärkend nach Erschöpfungszuständen. Die Lunge wird von zähem, schwer löslichem Schleim befreit. Die Brennnessel wirkt blutreinigend über die Niere und den Darm. Die Vermehrung der roten Blutkörperchen wird angeregt. Lindenblüten sind schweißtreibend und krampflösend. Alte verschleppte Bronchialkatarrhe werden verbessert.

Feuer-Tee

Wirkt über das Organ Herz im übertragenen Sinn auf Seele und Geist.

Feuer-Typ: hat einen wachen Geist, strebt nach oben, ist klar in der Sprache und offen für Neues (Löwe, Widder, Schütze).

Herba Crataegi (20 g)	Weißdorn (4 Teile)
Herba Millefolii (15 g)	Schafgarbe (3 Teile)
Flos Calendulae (10 g)	Ringelblume (2 Teile)
Folium Melissae (20 g)	Melisse (4 Teile)
Fructus Cynosbati (15 g)	Hagebutte (3 Teile)

Weißdorn verstärkt die Herztätigkeit und reguliert den Blutdruck. Angina-pectoris-Beschwerden verbessern sich. Melisse beeinflusst positiv nervöse Erschöpfung, Reizbarkeit und Schlaflosigkeit. Durch die Bitterstoffe der Schafgarbe werden Blähungen, Magen-Darm-Krämpfe, Stuhlverstopfung und Störungen der Leber verbessert. Dies wirkt sich wieder positiv auf das Herz-Kreislauf-System aus. Die Ringelblume wirkt Entzündungen entgegen.

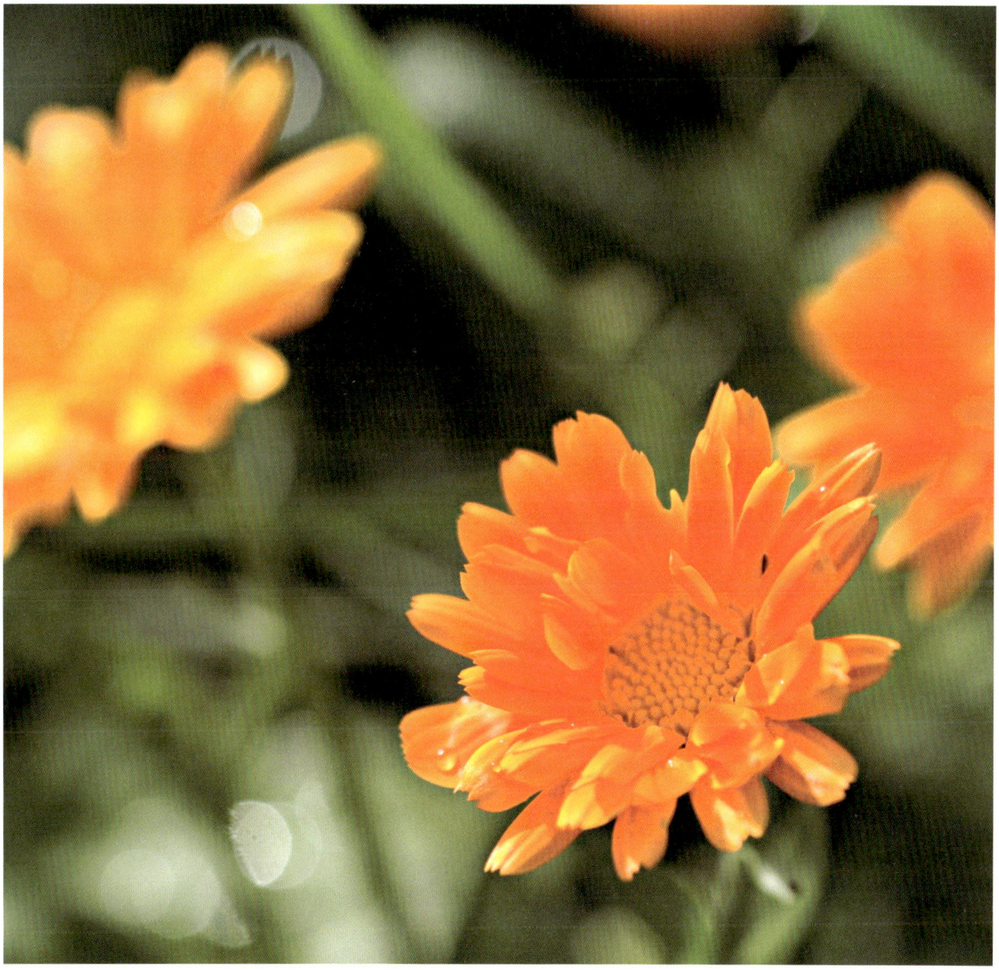

Entsprechungen – Funktionelle Einheiten – Natürliche Zusammenhänge

Erde	Wasser	Luft	Feuer	Element (Empedokles)	
Norden	Westen	Osten	Süden	Himmels-richtung	MAKROKOSMOS
Herbst	Winter	Frühling	Sommer	Jahreszeit	
C	H_2O	O_2	Licht	Grundenergie	
trocken/kalt	kalt/feucht	feucht/heiß	heiß/trocken	Klima (Aristoteles)	
Würfel	Ikosaeder	Oktaeder	Tetraeder	Reg. Körp. (Platon)	
Gnome	Undinen	Sylphen	Salamander	Wesen (Paracelsus)	
Stier, Jungfrau, Steinbock	Krebs, Skorpion, Fisch	Zwilling, Waage, Wassermann	Widder, Löwe, Schütze	Sternzeichen	
Venus	Mond	Merkur	Sonne	Planeten	

Erde	Wasser	Luft	Feuer	Element (Empedokles)
Haben	Fließen	Sein	Brennen	Inhalt
Wolf/Bär	Fisch	Adler/Biene	Schlange/ Natter	Tier
Körper	Fühlen	Denken	Geist	Feinstoff
	Seele	Schicksal		Goethe
Sorge	Angst	Trauer	Freude	Emotion
melan- cholisch	phlegmatisch	sanguinisch	cholerisch	Charakter
schwarze Galle	Schleim	Blut	gelbe Galle	Säfte (Galen)
Darm	Niere	Lunge	Herz	Organ
süß	salzig	scharf	bitter	Geschmack (Galen)
Mund	Ohren	Nase	Augen	Öffnung
Darm	Niere	Lunge/Haut	Geist	Entgiftung
Ernährung	Bewegung	Bewusstsein	Emotion	Vorsorge
langsam	laufend	lächelnd	lieben	Vitamin L
Uuu...	Ooo....	Iii...	Aaa...	Töne

MIKROKOSMOS – MENSCH

Erde	Wasser	Luft	Feuer	Element (Empedokles)	
Mitte stabilisierend. Stehen	Fließend veränderlich. Fließen	Konzentriert meditativ. Fliegen	Freudig emotional. Springen	Bewegungsinhalt Bewegungsart	MIKROKOSMOS – MENSCH
stabil	nach unten	in jede Richtung	nach oben	Bewegungsrichtung	
am Platz	am Weg	am Weg	am Platz	Sport	
ausgeglichen, beständig, unterschiedliche Struktur, mitfühlend, überall wohlfühlend	kraftvolle Ruhe, keine Angst, interessiert an Neuem, lebhafter Sex, klares Auftreteten	überall zurechtfindend und zuhause, anpassungsfähig, explodiert unter Druck	wacher Geist, strebt nach oben, klare und eindeutige Sprache, offen für Neues	Typ	
wesentlich	plaudernd/ starr	flüchtig	hitzig, feurig	Gespräch	
standhaft	veränderlich	explosiv	erlischt	Druck – Reaktion	
Schmecken	Hören	Riechen/ Fühlen	Sehen	Sinne	

Entsprechungen

Erde	Wasser	Luft	Feuer	Element (Empedokles)	
Schwarz/ Weiß	Blau/Grün	Hell-Lila	Rot/Gelb	Farbe	UMWELT
Wolf/Bär	Fisch	Adler/Biene	Schlange/ Natter	Tier	
Speick	Bergnelke	Kohlröschen	Arnika	Alpenduft	
Tausend-gulden, Eichenrinde (B, E), Heidelbeere (A), Pfefferminze, Holunderblüte	Bärentraube (A), Wacholder (E), Zinnkraut, Birke (B)	Isländ. Moos (A), Brennnessel (E), Linde (B), Lungenkraut, Lavendel	Weißdorn (B), Schafgarbe (E), Ringelblume, Hagebutte (A), Melisse	Heilkraut A = Alpen-pflanze B = Baum E = Entgiften	

Empedokles: Philosoph, Arzt, Dichter (483–420 v. Chr.)
Aristoteles: Philosoph, Naturforscher (384–322 v. Chr.)
Platon: Philosoph (427–347 v. Chr.)
Galen: Arzt, Naturforscher (129–199)
Paracelsus: Arzt, Mystiker, Philosoph (1493–1541)
Goethe: Dichter, Naturwissenschaftler (1749–1832)

Die Elemente spielen das Lied der Ewigkeit.
Jede Strophe klingt anders.
Klingt gegenwärtig für unendliche Zeiten.

Indikationsliste

Angst – *Wasser*
Arteriosklerose – *Erde,* (infarkt,pavk,insult-Polymeal) – *Erde*
Burn-out-Syndrom – *Luft*
Bandscheiben/Knorpel – *Wasser*
Entgiften/Entschlacken – *Erde*
Gelenkschmerzen – *Wasser*
Depression – *Wasser, Erde*
Herzinfarkt – *Erde, Feuer, Luft*
Husten – *Wasser*
Immunsystem – *Luft*
Kopfschmerz – *Wasser,* Erde
Kreuzschmerzen – *Erde*
Müdigkeit – *Luft*
Nervosität – *Luft, Erde*
Potenz – *Wasser, Feuer*
Rückenschmerz – *Wasser*
Schlafstörung – *Wasser*
Schlaganfall – *Erde*
Schwindel – *Wasser*
Unruhe – *Erde*
Übersäuerung/Gicht – *Wasser*
Vergesslichkeit – *Wasser*

Literatur

1. **Berendt Ernst:** Die Welt ist Klang. rororo
2. **Biesalski Hans Konrad, Grimm Peter:** Taschenatlas der Ernährung. Thieme
3. **Bischko Johannes:** Akupuktur. Haug
4. **Böhme Hartmud:** Feuer Wasser Erde Luft. C.H. Beck
5. **Buchinger Otto:** Heilfasten. Hippokrates
6. **Das Sigrid:** Entgiften und Entschlacken. Trias
7. **Frankl Viktor:** Ärztliche Seelsorge. Franz Deuticke
8. **Fuchs Norbert:** Mit Nährstoffen heilen. Ralf Reglin
9. **Haber Paul:** Leitfaden der medizinischen Trainingsberatung. Springer
10. **Heintel Peter:** Innehalten. Herder Spektrum
11. **Hesse, Hermann:** Siddharta. suhrkamp
12. **Hillebrand Oskar, Weintögl Gerhard:** Handbuch für den Kurarzt. Verlagshaus der Ärzte
13. **Kneippvademecum Pro Medico.** Brüggemann
14. **Konopka Peter:** Sporternährung. BLV
15. **Nogier P.M.F.:** Auriculomedizin. Maisonneuve
16. **Ohlenschläger Gerhard:** Orthomolekulare Medizin. Haug
17. **Schilcher Heinz:** Phytotherapie. Urban & Fischer
18. **Schuh Angela:** Klima und Thalassotherapie. Hippokrates
19. **Schwarz Aljoscha A., Schweppe Ronald P.:** Mit Musik heilen. Südwest
20. **Schwenk Theodor:** Das sensible Chaos. Freies Geistesleben
21. **Treumann Rudolf:** Die Elemente. dtv
22. **Vester Frederic:** Phänomen Stress. dtv
23. **Widhalm Kurt (Hg.):** Ernährungsmedizin. Verlagshaus der Ärzte
24. **Zerluth Josef, Gienger Michael:** Gutes Wasser. Neue Erde
25. **Zulley Jürgen, Knab Barbara:** Unsere Innere Uhr. Herder Spektrum

Quellen

Biosphärenpark Nockberge: Weg der Elemente
Klein St. Paul: Weg der Harmonie
Mahatma Ghandi
Albert Schweitzer
Konrad Lorenz
Bruce Lee
Mutter Theresa
Eremitage – Assisi
Stromboli – Liparische Inseln
Mt. Meru – Tansania

Abbildungsnachweis

110Stefan/pixelio: S. 62 ff.
Arnold, Albrecht E. /pixelio: S. 71
B., Gabi/pixelio: S. 96
Barnebeck, Marco – Telemarco/pixelio: S. 94
Beßler, Maren/pixelio: S. 13 (Sonnenaufgang)
Bildagentur Waldhäusl: S. 38 o.
Bouda, Kurt/pixelio: S. 78 ff.
die projektoren.de/pixelio: S.13 (Bewegung)
Digitalvision: S. 21, 69 u.
Havlena, Günter/pixelio: S. 81
Hofmeister, Wolfgang: S. 5, 15, 17, 24, 25, 26, 28, 30, 32, 33, 35, 36, 37, 38 u., 39, 45, 46, 47, 48, 55, 57, 58, 65, 69 o., 75, 80, 90, 93, 99, 106, 107, 108, 109
Idinger, Herbert: S. 10
Image Source: S. 76, 102
iStock: S. 42, 66 u.
Janine/pixelio: S. 64
Jochen/pixelio: S. 43 u.
K., Tiberius/pixelio: S. 78/79
Kellermeister/pixelio: S. 100
Korte, Niko/pixelio: S. 50 ff.
L., Angela/pixelio: S. 89
Lanznaster, Maria/pixelio: S. 86
Liebhart, Andreas/pixelio: S. 53
Loidl, Alfred/pixelio: S. 50/51
Ma-Fra/pixelio: S. 66 o.
Meister, Paul Georg/pixelio: S. 103
Mildenberger, Viktor/pixelio: S.16 u.

PhotoAlto: S. 98
PhotoDisc: S. 43 o., 101, 110
Radzieja, Jürgen/pixelio: S. 83
Rossmann, Sigrid/pixelio: S. 104
Ruthe, Ingrid/pixelio: S. 95
Schaub, Hagen: S. 13 (Naturverbundenheit)
Schrampf, Martin: S. 16 o., 22/23, 44, 49, 87, 112, 115
Schremm, Martin/pixelio: S. 70
Schüßler, Tilo/pixelio: S. 97
sprisi/pixelio: S. 91
Ströbel, Angelina/pixelio: S. 105
Sturm, Rainer/pixelio: S. 67
www.lizenzfreie-bilder.at/pixelio: S. 13 (Bewusstsein)
Wagschal, Uwe/pixelio: S. 92
wave111/pixelio: S. 61
Willems-Theisen, Freia/pixelio: S. 62/63
www.JenaFoto24.de/pixelio: S. 77
Zimmermann, Ute/pixelio: S. 72
Zen Shui: S. 8, 13 (Ernährung), 74, 85